中医病症效验方丛书

男科病实用验方

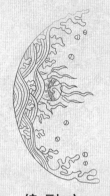

主　　编　区向阳

副 主 编　梁劲军　林志荣

编写人员　区向阳　梁劲军　林志荣

　　　　　郭桃美　莫少琪　彭菩本

SPM
南方出版传媒
广东科技出版社
·广　州·

图书在版编目（CIP）数据

男科病实用验方/区向阳，郭桃美主编. —广州：广东科技出版社，2019. 6（2020.1重印）

（中医病症效验方丛书）

ISBN 978－7－5359－7115－9

Ⅰ. ①男… Ⅱ. ①区…②郭… Ⅲ. ①男性生殖器疾病—验方—汇编 Ⅳ. ①R289.59

中国版本图书馆 CIP 数据核字（2019）第 087175 号

男科病实用验方
Nankebing Shiyong Yanfang

责任编辑：丁嘉凌
封面设计：林少娟
责任校对：李云柯　杨峻松
责任印制：林记松
出版发行：广东科技出版社
　　　　　（广州市环市东路水荫路 11 号　邮政编码：510075）
http://www.gdstp.com.cn
E－mail：gdkjyxb@ gdstp. com. cn（营销）
E－mail：gdkjzbb@ gdstp. com. cn（编务室）
经　销：广东新华发行集团股份有限公司
排　版：广东科电有限公司
印　刷：佛山市迎高彩印有限公司
　　　　　（佛山市顺德区陈村镇广隆工业区兴业七路 9 号　邮政编码：528313）
规　格：889mm×1 194mm　1/32　印张 8.5　字数 170 千
版　次：2019 年 6 月第 1 版
　　　　　2020 年 1 月第 2 次印刷
定　价：31.90 元

如发现因印装质量问题影响阅读，请与承印厂联系调换。

内 容 提 要

本丛书包括头痛病、糖尿病、肝胆病、骨与关节病、肾病、心血管病、中风及中风后遗症、皮肤病性病、男科病、妇科病实用验方等。

本书介绍慢性前列腺炎、慢性非细菌性前列腺炎、前列腺增生症、前列腺增生症致尿潴留、阳痿、精液不液化症、男性不育症等46种病，验方174首。每首验方都是原作者反复验证、证实疗效可靠才收集，故参考性、实用性强，可供群众、医生参考、应用。

目　录

前列腺炎验方

浊淋汤 ·· 1

向日葵单方 ·· 2

慢性前列腺炎验方

双泽汤 ·· 4

前列汤 ·· 5

加味知柏地黄汤 ··· 7

加减桃核承气汤 ··· 8

前列通 ·· 10

解毒化瘀汤 ··· 11

当归六黄汤加味方 ··· 12

活血解毒利浊汤 ··· 14

鱼腥大黄汤 ··· 15

桃膝舌蛇利湿化瘀汤 ······································ 17

少腹逐瘀汤加减方 ··· 18

加味萆薢汤 ··· 19

解毒祛瘀化痰汤 ··· 21

导湿活血汤 ··· 23

附子大黄归芍汤 ··· 24

柴胡升麻二苓汤 ··· 26

益肾固精导浊汤 ··· 26

萆菊苓芥汤 ··· 28

血竭楝子丹 ··· 29

紫金胶囊 …… 30

前列腺炎Ⅲ号胶囊 …… 32

前列回春胶囊 …… 32

通列舒胶囊 …… 34

前列1号胶囊 …… 35

慢前颗粒剂 …… 36

清前汤 …… 37

托里消毒散 …… 38

橘核二香汤 …… 39

坐浴方 …… 41

参草灌肠方 …… 42

前列散 …… 43

慢性前列腺炎及前列腺增生验方

复方棕榈根散 …… 45

慢性前列腺炎合并内痔及下尿路感染验方

益气化滞汤 …… 47

慢性前列腺炎伴情绪障碍验方

排郁愈炎汤 …… 49

慢性充血性前列腺炎验方

萆薢薏仁利湿化瘀汤 …… 51

前列腺疼痛验方

祛瘀通络汤 …… 53

细菌性前列腺炎验方

萆薢泽参汤 ················· 55

保列康 ················· 56

二参二草二苓汤 ················· 57

慢性非细菌性前列腺炎验方

参术金铃利湿活血汤 ················· 59

前列康复汤 ················· 61

通淋祛浊汤 ················· 62

三黄熏洗方 ················· 64

慢性非淋菌性前列腺炎验方

慢前汤 ················· 66

非淋菌性尿道炎后前列腺炎验方

清热利湿祛瘀止痛汤 ················· 68

慢性淋菌性前列腺炎验方

活血清利汤 ················· 70

非特异性慢性前列腺炎验方

地虎汤 ················· 72

前列腺增生验方

地黄汤 ················· 74

补阳还五汤加味方 ················· 75

老年性前列腺增生合并阳痿验方

温肾利湿汤 ……………………………………………… 77

前列腺增生症验方

抵当汤加味方 …………………………………………… 79

龙胆桃夏汤 ……………………………………………… 81

通癃方 …………………………………………………… 82

消癃通闭汤 ……………………………………………… 84

温肾化瘀汤 ……………………………………………… 85

麦芽汤 …………………………………………………… 86

地肤子汤 ………………………………………………… 88

加味肉桂五苓汤 ………………………………………… 89

开利散结汤 ……………………………………………… 91

参芪羊藿杞子汤 ………………………………………… 92

加味大黄䗪虫丸 ………………………………………… 93

通利水道汤 ……………………………………………… 95

补肾益气活血汤 ………………………………………… 96

益癃汤 …………………………………………………… 98

益肾通闭汤 ……………………………………………… 99

益肾逐瘀汤 ……………………………………………… 100

通淋消癃汤 ……………………………………………… 102

穿甲八正散 ……………………………………………… 104

前列通煎剂 ……………………………………………… 105

前列通闭汤 ……………………………………………… 106

地芍苓芽桃术汤 ………………………………………… 106

参芪药酒 ………………………………………………… 108

葱蒜栀子菖蒲外敷方 …………………………………… 110

隔药灸药饼…………………………………………… 110

前列腺增生症致尿潴留验方

芪益汤…………………………………………………… 112
公英葫芦茶……………………………………………… 113
加味真武汤……………………………………………… 114
通关散结汤……………………………………………… 116

前列腺结石症验方

化瘀软坚泄浊汤………………………………………… 118

非淋菌性尿道炎验方

尿炎康合剂……………………………………………… 120

尿道炎后综合征验方

加味八正散……………………………………………… 122

顽固性尿道炎症状群验方

舒肝通淋方……………………………………………… 124
加味知柏地黄丸………………………………………… 124

阳 痿 验 方

九香疏肝汤……………………………………………… 126
山楂泥鳅汤……………………………………………… 127
加减龙胆泻肝汤………………………………………… 128
龙胆泻肝汤加减方……………………………………… 130
温肾补精壮阳方………………………………………… 131
起阳亢痿散……………………………………………… 132

兴阳填精汤 ································· 133

十子毓麟丹加减方 ····················· 135

益阳春汤 ································· 136

抗痿灵 ··································· 137

痿康汤 ··································· 138

驻春汤 ··································· 139

天麻益肾饮 ····························· 141

柴香郁芍汤 ····························· 142

糖尿病性阳痿验方

玉女衍宗饮 ····························· 144

高催乳素血症阳痿验方

加味芍药甘草汤 ························· 146

阴茎勃起功能障碍验方

芳香调神汤 ····························· 148

疏肝起痿汤 ····························· 149

加味当归四逆汤 ························· 150

男性生殖系统感染后继发性功能障碍验方

蒲柏汤 ··································· 152

早 泄 验 方

固精止泄汤 ····························· 154

加减龙胆泻心汤 ························· 155

镇肝息风汤加减方 ····················· 156

七子毓麟丹 ····························· 157

遗精验方

心肾交感汤 ······································· 159

车前子单方 ······································· 160

精液不液化症验方

清热化解汤 ······································· 162

当归六黄汤加味方 ································· 163

化瘀解毒汤 ······································· 165

加味两地汤 ······································· 166

化精汤 ··· 167

水蛭化精汤 ······································· 169

二至液化汤 ······································· 170

龙胆三黄利湿汤 ··································· 172

清热活血汤 ······································· 173

丹参赤芍二陈汤 ··································· 174

液化汤 ··· 176

黄柏知母参前化液汤 ······························· 177

附性腺炎性精液不液化症验方

融精汤 ··· 179

温肾化瘀汤 ······································· 181

精索静脉曲张验方

补中益气汤合槐榆煎加减方 ························· 183

睾丸炎验方

土茯苓合橘核丸加减方 ····························· 185

土仙外敷方 ··· 186

附睾睾丸炎验方

加减龙胆泻肝汤 ··· 188

五味龙虎丹 ··· 189

慢性附睾炎验方

四逆散加味方 ·· 190

阴茎肿痛验方

二子糊 ·· 192

二子外洗方 ··· 193

阴茎硬结症验方

参芪归芍散结汤 ··· 194

阴茎固定性药疹验方

黄虎马皮煎剂 ·· 196

血精症验方

二六蒲紫汤 ··· 198

十子毓麟丹加减方 ······································ 199

血精方 ·· 200

逆行射精症验方

加味麻黄连翘赤小豆汤 ································· 202

柴胡郁金疏肝益肾汤 ···································· 203

少精子症验方

十子育精丹………………………………………… 206

生精散……………………………………………… 207

生精丹……………………………………………… 208

功能性不射精症验方

赤雄通阳汤………………………………………… 210

慢性精囊炎验方

滋阴清热益气活血汤……………………………… 212

龙仙汤……………………………………………… 214

男性不育症验方

温补养血填精汤…………………………………… 216

补肾生精汤………………………………………… 218

加味五子衍宗丸…………………………………… 219

十子毓麟丹………………………………………… 220

育精续子丸………………………………………… 221

加减右归饮………………………………………… 222

宝生汤……………………………………………… 223

芪菟四物汤………………………………………… 224

六味地黄汤合五味消毒饮加减方………………… 225

生精汤……………………………………………… 226

蒲草地黄汤………………………………………… 228

七子二仙丸………………………………………… 229

愈精煎……………………………………………… 231

滋肾化精汤………………………………………… 232

液精煎 ··· 234

活精种子汤 ··· 235

三子首乌归肾丸 ·· 236

清湿解凝汤 ··· 237

消抗方 ··· 238

理精消抗汤 ··· 240

熟地三子扶正祛邪汤 ··· 241

赤参归皮二子汤 ·· 242

抗支原体液化汤 ·· 244

清精汤 ··· 246

男性更年期综合征验方

六味地黄汤加味方 ··· 248

男性乳腺增生症验方

疏肝散结汤 ··· 250

疏肝益肾汤 ··· 251

乳疬清消汤 ··· 253

强 中 验 方

泻肝滋肾汤 ··· 255

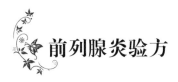

前列腺炎验方

浊 淋 汤

【药物组成】 红花 6 g，赤芍 12 g，丹参 30 g，白芍、泽兰、桃仁各 9 g，王不留行 10 g，败酱草 20 g。

加减：湿热蕴结者，加黄柏、萆薢；气滞血瘀者，加乳香、没药；肝肾亏损偏阴虚者配合六味地黄汤加减，偏阳虚者配合桂附八珍汤加味；气虚者，加太子参、山药。

【适用病症】 前列腺炎。临床表现为下腹部、会阴、肛门或后尿道有钝痛或坠胀感，尿频、尿痛、尿道灼热及排尿困难，晨起或大便时尿道口流出少许稀薄乳白水样或黏稠分泌物，常伴有性功能障碍，如阳痿、早泄、遗精等，或伴有神经官能症表现。直肠指检：腺体可大可小，两侧叶可不对称，表面也可不规则，有时可扪及大小不同结节、压痛。前列腺液镜检：白细胞计数增高，卵磷脂小体减少；前列腺液涂片检查可有脓细胞或细菌。

【用药方法】 每天 1 剂，水煎服。另用药渣外敷会阴穴，每晚 1 次。10 天为 1 个疗程，一般治疗 2 个疗程。

【临床疗效】 此方加减治疗前列腺炎 63 例，痊愈（临床症状消失，直肠指检前列腺正常，前列腺液镜检白细胞在正常范围内，随访 1 年内未复发）32 例，显效（临床症状好转，直肠指检前列腺基本正常，前列腺液镜检白细胞在 10 个以下）26 例，有效（临床症状改善，直肠指检前列腺不正常或无改变，前列腺液镜检白细胞计数无变化或有下降趋势）2 例，无效（临床症状、前列腺液镜检均无改善）3 例。总有效率 95%。

【验方来源】 尹胜利. 浊淋汤治疗前列腺炎 63 例 [J]. 陕西中医，2001，22（3）：148.

按： 中医学认为，前列腺炎多由湿热蕴结，气滞血瘀，肝肾亏损所致。但其病理机制均为湿热之邪侵犯精室，导致精室气血瘀滞，气化失调而损伤肝肾，使其气化不利，无以分清；气机逆乱，脉络受阻，导致瘀积不畅而发病，表现为淋为浊。浊淋汤用红花、丹参活血化瘀；王不留行行气通经，利小便；赤芍、白芍行瘀止痛；泽兰、桃仁活血行水、消癥破瘀；败酱草清热利湿，消肿排脓。配合药渣外敷，穴位渗透，药力直达病所，而获佳效。

向日葵单方

【药物组成】 鲜向日葵根连其茎髓 50 g。

【适用病症】 前列腺炎。

【用药方法】 每天 1 剂，水煎数沸（不宜久煎），当茶饮。30 天为 1 个疗程。病程短、病情轻者，连服 1～3 个疗程；病程长、病情重者，连服 6 个月至 2 年，可长期服用。

【临床疗效】 此方治疗前列腺炎 46 例，显效（临床症状及体征消失，直肠指检前列腺正常）38 例，有效（临床症状、体征明显缓解，直肠指检前列腺饱满，轻压痛）8 例。总有效率 100%。

【病案举例】 某男，29 岁。尿频、尿急、尿痛，反复发作 2 年，伴会阴部痛，尿道口滴白，性功能障碍。直肠指检：前列腺肿胀、结节、明显压痛。前列腺液镜检：红细胞 > 5 个/高倍视野，白细胞 > 20 个/高倍视野。西医诊断为前列腺炎。曾先后用西药治疗，病情控制，症状缓解，但每遇诱因仍有反复发作。遂给予向日葵单方，煎汁代茶饮。治疗10天后症状明显减轻。1个月后症状体征消失。连服3个月后痊愈。

【验方来源】 刘金钟. 中药巧治前列腺炎46例疗效观察[J]. 中医药研究，2000，18（4）：13.

按：前列腺炎属男性生殖系统感染性疾病，尤其是慢性前列腺炎，长期用抗生素治疗，易产生耐药性，加之不规则工作和生活容易诱发，使疾病缠绵难愈，甚至加重病情。向日葵根及茎髓性温、味甘、无毒，具有消痈肿、散结理气、活血化瘀、通经活络、利小便等功效，用于治疗前列腺炎，疗效显著。

慢性前列腺炎验方

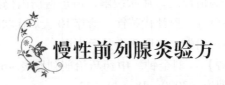

双 泽 汤

【药物组成】 白花蛇舌草 20 g，泽兰、泽泻、蒲公英、赤芍、桃仁、川楝子各 15 g。

加减：尿频、尿急者，加车前子、薏苡仁；失眠多梦者，加酸枣仁、知母；伴肾阴虚者，加女贞子、旱莲草；伴肾阳虚者，加巴戟天、淫羊藿；血精者，加三七、小蓟。

【适用病症】 慢性前列腺炎。临床表现为会阴及肛门周围疼痛不适，尿频，残尿感。直肠指检：前列腺表面不平或不对称，可触及不规则炎性硬节、压痛。前列腺液镜检：白细胞 > 10 个/高倍视野，卵磷脂小体减少。

【用药方法】 每天 1 剂，水煎服。20 天为 1 个疗程，停药7 天再治疗第 2 个疗程。另以热水坐浴、前列腺按摩等辅助治疗。

【临床疗效】 此方加减治疗慢性前列腺炎 60 例，临床治愈（临床症状完全消失，前列腺液镜检连续 2 次以上正常，肛门指检前列腺压痛消失）27 例，有效（临床症状明显减轻，前列腺液镜检连续 2 次以上，白细胞较前减少 1/2 以上，肛门指检前列腺压痛及质地均有改善）28 例，无效（临床症状、体征及前列腺液镜检均无改善）5 例。总有效率 91.67%。

【验方来源】 凌楠，郭元琦. 双泽汤治疗慢性前列腺炎 60例［J］. 新中医，2000，32（3）：45.

按：慢性前列腺炎属中医学淋证、尿浊、血精等范畴。其病因病机多为恣情纵欲，相火妄动，气火互结。病位在下焦，为肾与膀胱所主，直接影响水湿之气化，使湿邪与相火互结形成湿热内蕴。由于病位隐蔽，反复发作难愈，久病入络，络脉损伤，易致气滞血瘀。治宜清热利湿，活血通络。双泽汤中的泽泻利水渗湿，清热通淋；泽兰活血祛瘀，行水消肿；桃仁、赤芍活血祛瘀；川楝子疏肝行气；蒲公英、白花蛇舌草清热解毒，渗湿利水。诸药合用，有清热利湿通淋、活血祛瘀解毒作用，用于治疗慢性前列腺炎疗效肯定。

前 列 汤

【药物组成】 红藤、蒲公英、败酱草、薏苡仁、虎杖、白花蛇舌草各 30 g，炮穿山甲（代）、天花粉、王不留行各 15 g，紫花地丁 20 g，琥珀末（冲服）、甘草各 5 g。

加减：若口干、舌红、脉虚数属肾阴虚者，加龟板；畏寒、阳痿、尿余沥、舌淡属肾阳虚者，加鹿茸、肉桂；兼气虚者，加黄芪；血虚者，加当归；便秘者，加大黄。

【适用病症】 慢性前列腺炎。临床表现为排尿不畅、尿滴白、会阴刺痛等。前列腺液镜检白细胞增多成堆，B 超检查示前列腺肿大。

【用药方法】 每天 1 剂，水煎 3 次，前 2 次分早、晚服，第 3 次于睡前趁热坐浴半小时。10 天为 1 个疗程，一般治疗3 ~ 4 个疗程。服药期间忌食辛辣及刺激性食物，避免房事。

【临床疗效】 此方加减治疗慢性前列腺炎 60 例，痊愈（临床症状消失，B 超检查及前列腺液镜检正常）21 例，好转（临床症状、B 超检查及前列腺液镜检均有改善）36 例，无效（临床症状、B 超检查及前列腺液镜检无改善）3 例。总有效率

95%。

【病案举例】 王某，男，40岁。1年前曾因性生活不洁而致尿频、尿痛、尿道有灼热感，以泌尿道感染服用抗生素后症状减轻，即停止治疗。但此后逐渐感觉会阴部坠胀痛，时有刺痛，每于大便努责时尿道口有滴白现象，小便不畅，舌暗、苔白腻而根部黄，脉滑数。前列腺液镜检：白细胞增多成堆；B超检查：前列腺增生。西医诊断：慢性前列腺炎。中医辨证属湿浊热毒瘀血阻滞，用前列汤加赤芍15 g，治疗10天后症状明显减轻；续服药20天，症状消失，小便通畅。B超复查及前列腺液镜检正常。随访多年未复发。

【验方来源】 李继圣. 前列汤治疗慢性前列腺炎60例[J]. 新中医，2001，33（9）：53.

按：中医学认为，慢性前列腺炎急性期以膀胱湿热下注为主，慢性期尿频、尿痛不明显，故辨证为浊毒瘀阻。前列汤中的红藤、虎杖既清热解毒，又活血化瘀；败酱草、白花蛇舌草、蒲公英、紫花地丁、甘草加重清热解毒之力，杀灭病原微生物；炮穿山甲（代）、王不留行、天花粉、琥珀活血化瘀，清热利尿，特别是炮穿山甲（代）有较强穿透力，可改善前列腺供血环境，使药物能够进入前列腺病灶杀灭致病菌，恢复前列腺功能；琥珀利尿通淋，配甘草可改善尿道症状，薏苡仁利尿消肿，可改善前列腺肿大而引起的小便不畅症状。本方在应用方面除早、晚内服外，第3次煎液趁热坐浴，既起到局部热敷作用，使血管扩张，增加局部血液循环，有利于药物的吸收，又能通过直肠壁的吸收作用，使药物直接进入前列腺发挥作用。因此内外方法合用，不失为治疗慢性前列腺炎的有益选择。前列汤对体壮结实者疗效满意，若体虚者宜加补虚之品。

加味知柏地黄汤

【药物组成】　知母、山药、泽泻各 30 g，黄柏、牡丹皮、熟地黄各 15 g，山茱萸 12 g，茯苓 20 g。

加减：若属膀胱湿热者，加蒲公英、白茅根各 30 g，败酱草 15 g；若遗精甚者，加龙骨、牡蛎各 30 g；若肾阴虚者，加生地黄 30 g，女贞子、五味子各 15 g；若肾阳虚者，加肉桂 12 g，菟丝子 15 g；若精浊阻窍者，加怀牛膝 20 g，王不留行 15 g，丹参 30 g；若尿道涩痛者，加木通 12 g，车前子 20 g；若尿血者，加藕节 30 g，大蓟、小蓟各 20 g。

【适用病症】　慢性前列腺炎。临床表现为会阴、腹股沟、睾丸部不适，轻度尿频，尿后点滴不尽，尿道口灼热刺痛，或晨起、便后尿道口排出白色、淡黄色或浅红色黏液，常伴有腰痛、性欲减退及遗精等。直肠指检：前列腺呈不同程度肿胀或偏硬，并有压痛，精囊增粗，触痛。前列腺液检查：红细胞、白细胞均超过正常。

【用药方法】　每天 1 剂，水煎，取药液 300 mL，分 5 次服。15 天为 1 个疗程。服药期间每天大便后以此药渣煎水坐浴 2 次。

【临床疗效】　此方加减治疗慢性前列腺炎 65 例，治愈（临床症状消失，直肠指检前列腺腺体软无触痛，前列腺液及尿常规镜检正常）45 例，有效（临床症状消失，直肠指检前列腺腺体软无触痛，尿常规正常；前列腺液镜检卵磷脂小体偏低，红、白细胞较前减少）16 例，无效（临床症状虽有减轻，但前列腺液镜检无好转）4 例。

【病案举例】　王某，男，41 岁。会阴部隐痛 3 年，伴有腰酸，小便频数，余沥不尽，晨起尿道口有浅黄色黏液排出，便后尿道口有白色黏液，自感神疲乏力，心烦失眠，时有头晕，记忆力下降，潮热盗汗，大便干结，2 天解 1 次，小便黄，舌红、苔薄黄，脉细数。直肠指检：前列腺腺体硬胀，触痛明显。前列腺液镜检：白细胞 36 个/高倍视野，红细胞 12 个/高倍视野。尿检：黏液丝（+++），红、白细胞少许。西医诊断：慢性前列腺炎。中医辨证属肾亏火旺。用加味知柏地黄汤加生地黄、藕节各 30 g，大蓟、小蓟各 20 g，败酱草、五味子各 15 g。连服 20 剂，症状消失。直肠指检：前列腺腺体软无触痛，前列腺液及尿常规检查均正常。

【验方来源】 杨德明. 知柏地黄丸治疗慢性前列腺炎 65 例［J］. 新中医，2001，33（9）：54.

按： 慢性前列腺炎属于中医学淋浊范畴。本病多为肾虚湿热，精浊蕴热，败精凝结，阻滞溺窍而致淋浊之证。故用加味知柏地黄汤固肾泻火与活血并治。方中熟地黄、山药、山茱萸补虚固肾；知母、黄柏清肾泻火；泽泻、茯苓健脾利湿；牡丹皮凉血活血。诸药合用，攻邪而不伤正，实为补肾、清热利湿泻火、活血、固肾祛腐之良方。临证依据不同证候随证加减，其效益彰。

加减桃核承气汤

【药物组成】 桃仁、制大黄、天花粉、石菖蒲各 10 g，桂枝、甘草各 5 g。

加减：大便清稀者，加党参、茯苓；少腹、阴囊、会阴部疼痛，加乌药、香附、川楝子；尿频、尿急、尿痛，舌苔黄腻者，桂枝减量，加虎杖、红藤、黄柏；腰膝酸软、小便频数、夜尿多者，加补骨脂、续断、桑寄生；形寒肢冷，舌胖质淡、苔白者，加肾气丸；性功能减退（阳痿、早泄）者，加淫羊藿、肉桂、锁阳；五心烦热、舌红少苔、脉细数者，加知柏地黄丸。

【适用病症】 慢性前列腺炎。临床表现为小腹及会阴部坠胀不适，腹股沟痛，排尿时不适，或出现尿频、尿痛、尿末滴白。直肠指检：前列腺腺体饱满，或伴有压痛。前列腺液镜检：白细胞 >10 个/高倍视野，卵磷脂减少。

【用药方法】 每天 1 剂，水煎 2 次，分早、晚服。30 天为1 个疗程，治疗 1～3 个疗程。

【临床疗效】 此方加减治疗慢性前列腺炎 85 例，治愈（临床症状消失，前列腺液镜检正常）52 例，好转（临床症状基本缓解，前列腺液镜检正常）21 例，无效（临床症状未见缓解，前列腺液镜检未见改变）12 例。总有效率85.8%。

【验方来源】 袁晓明. 桃核承气汤加减治疗慢性前列腺炎85 例临床观察［J］. 上海中医药杂志，2000（7）：30.

按：慢性前列腺炎属中医学淋浊范畴。其发病因素中，多与长期、过度的性冲动刺激及阴部长期摩擦引起前列腺充血有关，临床症状以疼痛、胀痛较为突出，病理表现为前列腺肿大，舌质暗或有瘀点瘀斑。中医学认为，久病入络、不通则痛，本病的病程日久，缠绵难愈，反复尿路感染的根本原因就在于瘀血内阻，脉络不和，邪无去路。加减桃核承气汤中的桃仁活血化瘀；桂枝通行血脉，以散下焦之瘀血；大黄合甘草、桂枝之辛温甘缓，使瘀血邪热从肠腑而去；更以天花粉消肿排脓；石菖蒲通窍利尿。诸药合用，共奏祛瘀通脉、消肿利尿之功。由于本病以实证为多见，即使一派虚象（如腰膝酸软、头晕耳鸣、阳痿早泄等），或湿热下注时切忌蛮补或单纯清热利湿，应在益肾补虚或清热利湿的同时，毋忘应用活血化瘀之品。另外，症状或实验室检查正常后，可采用间断服药，以巩固疗效，同时嘱患者少饮酒，注意保暖，劳逸结合，以防止再次复发。

前 列 通

【药物组成】 金银花30 g，败酱草、石韦各15 g，苍术、黄柏、滑石、赤芍、川楝子、乌药、炮穿山甲（代）各10 g，肉桂、甘草各6 g。

加减：如出现尿色黄赤者，加小蓟、白茅根各30 g；兼气滞血瘀者，会阴部及肛门坠胀，下腹、腹股沟区疼痛明显，伴尿频、尿痛、排尿困难，前列腺体硬结，舌质暗或有瘀点瘀斑，脉弦或沉细，加桃仁10 g；会阴部、睾丸、阴茎等痛甚者，加醋延胡索15 g。

【适用病症】 慢性前列腺炎，证属湿热蕴结热毒型。临床表现为尿频、尿急、尿道烧灼感，会阴部不适，前列腺饱满压痛明显，舌质红、苔黄，脉滑数。

【用药方法】 每天1剂，水煎服。

【临床疗效】 此方加减治疗慢性前列腺炎52例，痊愈（临床症状消失，直肠指检前列腺恢复正常，前列腺液镜检连续2次正常）32例，显效（临床症状好转，直肠指检前列腺体基本正常，前列腺液镜检白细胞减少10个/高倍视野以下）13例，有效（临床症状好转，直肠指检前列腺体仍不正常，前列腺液镜检不正常）5例，无效（临床症状、直肠指检、前列腺液镜检均无明显好转）2例。总有效率96.2%。

【病案举例】 王某，男，64岁。排尿不畅，尿急、尿痛、尿不净，会阴部、肛门坠胀，下腹及腹股沟疼痛明显已1年余，曾用多种中西药物治疗，症状时轻时重，舌质暗、苔薄白，脉沉细。检查前列腺大小Ⅱ度，前列腺液镜检卵磷脂小体（++），脓细胞（+++），尿常规蛋白（－）、白细胞（4~6）×10⁹/L。治以清热利湿，行气活血，佐以温通。方用前列通加桃仁10 g，服 5 剂后排尿通畅，尿急、尿痛明显减轻，仍感会阴部坠胀疼痛。上方加醋延胡索 15 g，续服 5 剂，尿急、尿痛、会阴部坠胀疼痛均消失。继续服药 1 个月，复查前列腺液、尿常规均正常。停药随访 1 年未复发。

【验方来源】　乔艳荣，李晓惠. 自拟前列通治疗慢性前列腺炎 52 例 [J]. 陕西中医，2000，21（3）：114.

按：慢性前列腺炎多由于感染湿热毒邪，湿热之邪下注，湿与热合，伤及血分，导致血瘀，日久耗伤气血，膀胱气化不利，出现尿频、排尿困难及会阴部坠胀疼痛。此外，房劳过度，特别是饮酒后性交造成精不外泄，精血瘀滞，从而引起本病。但以下焦湿热毒邪为主因，前列通中的金银花、败酱草、苍术、黄柏、石韦清热解毒利湿；川楝子、乌药、赤芍、炮穿山甲（代）、桃仁行气活血；肉桂温通加强膀胱气化功能。诸药合用，以清热利湿、行气活血为主，并佐以温通而振奋脾肾阳气，以宣通膀胱气化功能而达到治疗效果。

解毒化瘀汤

【药物组成】　败酱草、七叶一枝花、蒲公英、土茯苓、丹参各 30 g，大黄 12 g，延胡索、川楝子、川芎各 15 g，赤芍 25 g，红花 10 g。

加减：伴腰痛、性功能减退者，加杜仲、淫羊藿各 15 g；伴尿频明显、夜尿增多者，加巴戟天 20 g，益智仁 15 g；伴心烦急躁、失眠多梦者，合用甘麦大枣汤、百合知母汤；伴有前列腺增生或有结节者，加三棱、莪术各 15 g，炮穿山甲（代）10 g。

【适用病症】　慢性前列腺炎。临床表现为尿频、尿痛，排尿不畅，尿不尽感，疼痛常放射至阴茎头及会阴部；排尿终末或大便用力时有乳白色分泌物自尿道口排出；常有睾丸、精索、会阴、腰骶部疼痛，或伴有少腹拘急隐痛，性功能障碍，神经衰弱症状及反复尿路感染。直肠指检：前列腺增大、饱满、质软或有结节，前列腺或有不同程度的压痛；前列腺液常规检查：卵磷脂小体减少或缺如；前列腺液镜检：可见白细胞增多，或有成堆的白细胞。

【用药方法】　每天 1 剂，第 1、2 煎共取药液 600 mL，每次服 200 mL，分早、中、晚 3 次温服。第 3 煎加水坐浴，每天 1 次，每次 30 分钟。1 个月为 1 个疗程，一般治疗 1~3 个疗程。

【临床疗效】　此方加减治疗慢性前列腺炎 200 例，痊愈 62 例，显效 106 例，有效 26 例，无效 6 例。总有效率 97%。

【验方来源】　海志刚，曹建西. 解毒化瘀汤治疗慢性前列腺炎 200 例 [J]. 中医杂志，2002，43（8）：567.

按：慢性前列腺炎乃败精瘀浊与湿热邪毒互结不散，使病势缠绵难愈。解毒化瘀汤中的大黄乃治"湿热胶痰滞于下焦之要药"，通过泄利二便荡涤湿浊；败酱草、七叶一枝花、蒲公英、土茯苓清热解毒；赤芍、丹参、红花化瘀通络；川楝子、延胡索、川芎行气止痛。诸药合用，清热、解毒、活血化瘀并重，并有较强的镇痛和活血祛瘀功效，治疗前列腺炎疗效显著。

当归六黄汤加味方

【药物组成】　丹参、当归、熟地黄各 10 g，薏苡仁 15 g，黄芪 12 g，黄连、黄柏各 9 g，黄芩 6 g，败酱草 20 g。

加减：湿热重者，加蒲公英、金银花、赤小豆；血瘀重者，加炮穿山甲（代）、桃仁、赤芍；脾肾亏虚者，加菟丝子、益智仁、淫羊藿。

【适用病症】　慢性前列腺炎。临床表现为排尿刺激症状：

尿频、尿急、尿痛，或尿道外口有白色分泌物溢出，会阴部、腰骶部、睾丸或小腹部隐痛不适。前列腺液检查：白细胞 > 10 个/高倍视野或成团、卵磷脂小体减少。

【用药方法】 每天 1 剂，水煎服。1 个月为 1 个疗程。

【临床疗效】 此方加减治疗慢性前列腺炎 76 例，临床治愈（临床症状消失，前列腺液检查 2 次以上正常）28 例，显效（临床症状大部分消失，前列腺液检查明显好转）25 例，好转（临床症状减轻，前列腺液检查较前改善）16 例，无效（临床症状及前列腺液检查均无改善）7 例。总有效率 90.8%。

【验方来源】 林峰. 当归六黄汤加味治疗慢性前列腺炎 76 例［J］. 新中医，2002，34（5）：52.

按：慢性前列腺炎为男性常见病。中医学认为，本病的病因病机多为欲念不遂，心肾不交，或房劳过度，房事不洁，湿热从精道内侵，壅滞气血而成。欲念不遂则虚火内扰，或心火独亢，说明其病因与精神活动亦有关。从其病机上看湿热毒邪为病之标，肾虚为病之本，产生湿热、血瘀、痰浊及肾虚等证，为本虚标实之证。治疗上多采用清热解毒、活血祛瘀、利湿排浊、滋肾养阴等方法。但由于本病虚实夹杂，因此治疗上亦需兼顾心经之病。因为心肾不交，肾虚则水火不济，虚火上扰，或心火独亢，移热小肠，产生淋浊之证。当归六黄汤加味方中的当归养血荣心，活血祛瘀为主药；熟地黄滋补肾阴；三黄（黄芩、黄连、黄柏）泻火清热坚阴，其中黄连入心清火，以安心之所主；黄芪补中益气，顾护中焦，托毒排脓；败酱草清热解毒，消痈排脓；薏苡仁健脾渗湿，排脓舒筋，对前列腺炎所致会阴部、腰骶部、睾丸或小腹隐痛不适有效；丹参活血祛瘀，凉血消痈，除烦安神，对前列腺疾病伴有焦虑症状者有效。另外，慢性前列腺炎其前列腺液中常有白细胞或脓细胞，故应用托毒排脓之品，可使脓毒排出。诸药合用，清热利湿，活血祛瘀，补肾养阴，可达到

13

标本兼治的目的。本方能降低前列腺液的 pH，主要与本方能活血化瘀、托毒排脓、排除淤积的炎性分泌物，改善腺体的微循环、增强腺体的分泌功能有关。

活血解毒利浊汤

【药物组成】　柴胡、青皮、陈皮各 6 g，丹参、赤芍、桃仁、红花、三棱、莪术、泽泻各 10 g，败酱草、蒲公英各 15 g。

加减：尿道刺痛甚者，加琥珀粉（冲服）1.5 g，每天 2 次；大便秘结者，加大黄 6 g；小便淋漓不畅者，加车前子 15 g，萹蓄 10 g；腹股沟、睾丸疼痛甚者，加小茴香、乌药各 10 g。

【适用病症】　慢性前列腺炎，证属中医瘀血型。临床表现为不同程度的下腰、少腹、会阴等部位固定不移的刺痛，可伴有尿频、尿痛、滴白等症状，持续 3 个月以上。直肠指检：前列腺质地偏硬，或有痛性硬结，前列腺液较难按出，镜检可见有红细胞，舌质紫暗，脉弦涩。

【用药方法】　每天 1 剂，水煎服。并配合热水坐浴，每天 1 次；前列腺按摩每周 1 次。治疗期间禁酒及辛辣之品，节制性冲动及性生活。12 周为 1 个疗程。

【临床疗效】　此方加减治疗慢性前列腺炎证属瘀血型 40 例，临床治愈 12 例，有效 21 例，无效 7 例。总有效率 82.5%。

【病案举例】　王某，男，43 岁。患慢性前列腺炎 4 年余，反复使用抗生素治疗效欠佳。平素自觉少腹、会阴部胀痛不适，排尿时尿道刺痛，排尿不尽感，舌质紫暗，脉弦。直肠指检：前列腺偏大、质地偏硬韧，中央沟存在，左侧可触及痛性小结节。前列腺液镜检：白细胞（+++）；卵磷脂小体（+），少许红细胞；B 超检查：前列腺 4.1 cm×3.0 cm，内部回声不均匀，界限欠清。西医诊断：慢性前列腺炎，证属中医瘀血型。治以活血祛瘀、解毒利浊法。方用活血解毒利浊汤加琥珀粉（冲服，分2次）3 g，每天1剂，水煎服。配合热水坐浴及前列腺按摩。连续治疗半个月后，自觉尿道刺痛感好转。上方去琥珀粉，继续治疗1个月后，会阴部胀痛、尿道不适感减轻，时感腰膝酸软。上方去青皮、陈皮，加益智仁、枸杞子、杜仲、牛膝各10 g，继续治疗6周。前列腺液镜检复查：白细胞少许，卵磷脂小体（++）。B超检查：前列腺3.8 cm×2.9 cm，回声尚均匀，界限清。

【验方来源】 田子农，耿元卿，黄树纲. 黄树纲治疗慢性前列腺炎瘀血症40例临床观察［J］. 辽宁中医杂志，2003，30（4）：247.

按： 慢性前列腺炎，证属中医瘀血型，多见于壮年男性，因嗜好烟酒，喜食辛辣，或相火旺盛，性事不节，致湿热之邪久郁不清，病久入络而致经络瘀阻。治以活血祛瘀、解毒利浊为主。活血解毒利浊汤中的柴胡引药入肝经，疏肝解郁通络；桃仁、红花活血祛瘀；赤芍、丹参凉血活血；三棱、莪术破瘀消坚；陈皮、青皮善理下焦气滞，使气行血亦行；败酱草、蒲公英、泽泻解毒利浊。临证时以内治为主，辅以热水坐浴、前列腺按摩等疗法，可促进局部血液循环，以利炎症消散，加速痊愈。

鱼腥大黄汤

【药物组成】 鱼腥草、丹参、土茯苓、生地黄、熟地黄各12 g，黄柏、大黄（后下）、益智仁、枸杞子各10 g，杜仲、甘草各6 g。

加减：若尿急、尿痛、尿道灼热，舌苔黄腻，脉数，前列腺镜检有脓细胞者，加半枝莲、白花蛇舌草、石韦、滑石、琥珀末等；若会阴、阴囊、直肠处有坠胀痛感者，加川楝子、小茴香、

延胡索、香附等；若早泄、阳痿者，加淫羊藿、肉苁蓉、巴戟天
等；若遗精者，加桑螵蛸、金樱子等；若直肠指检前列腺腺质硬
韧，加三棱、莪术、炮穿山甲（代）、水蛭等；卵磷脂小体明显
减少或消失，前列腺液不易取出者，加菟丝子、沙苑子、覆盆子
等；若前列腺镜检有脓细胞夹红细胞者，加马鞭草、王不留行、
泽兰等。

【适用病症】　慢性前列腺炎。临床表现为终末尿或排大便
时尿道外口有白色分泌物滴出，或清晨尿道口有白色黏液分泌
物，有时可出现尿急、尿频、尿痛，会阴部坠胀隐痛，或有性功
能紊乱，如性欲减退、早泄、遗精等。直肠指检：前列腺腺体肿
胀、压痛，或前列腺表面不平，硬度不均匀或有硬结等。前列腺
镜检：白细胞 >10 个/高倍视野以上或成堆，卵磷脂小体显著减
少或消失。

【用药方法】　每天 1 剂，水煎 2 次。头煎取药液口服。第
2 次浓煎取药液 100 mL，临睡前保留灌肠。

【临床疗效】　此方加减治疗慢性前列腺炎 154 例，临床痊
愈（临床症状消失，直肠指诊前列腺恢复正常。前列腺镜检 2
次以上白细胞 <6 个/高倍视野，红细胞消失，卵磷脂小体 75%
以上）97 例，显效（临床症状基本消失，直肠指检前列腺基本
恢复正常。前列腺镜检各项指标明显好转，其中白细胞 <20 个/
高倍视野，红细胞消失，卵磷脂小体 50% 以上）44 例，有效
（临床症状及直肠指检前列腺较治疗前好转，前列腺镜检较治疗
前有改善，其中白细胞 >20 个/高倍视野，红细胞 <5 个/高倍视
野，卵磷脂小体 25% 以上）11 例，无效（治疗 3 个月未达到有
效标准）2 例。总有效率 98.7%。

【验方来源】　赵本贞. 中医辨证治疗慢性前列腺炎 154 例
疗效观察 [J]. 河南中医，1996，16（4）：234.

按：慢性前列腺炎由于病情复杂，症状表现繁杂不一，下焦

湿热不易在短期内消除，缠绵不愈，病久入络，脉络不畅，气血瘀滞出现湿热、肾虚、瘀血的合并证候。治宜清热利湿，活血化瘀，益肾补精。鱼腥大黄汤中用活血化瘀药物能改善前列腺的微循环，促使药物渗入腺体组织；清热利湿药能消除炎性病灶，促使炎性分泌物排除；补肾药物能提高机体免疫能力。本方除口服外，并配合灌肠治疗，旨在提高药物在前列腺内的浓度，使药物的生物利用度得到充分发挥。

桃膝舌蛇利湿化瘀汤

【药物组成】 桃仁 12 g，炮穿山甲（代）、牛膝、白花舌蛇草各 10 g，皂角刺、败酱草、黄柏、红藤各 15 g，蒲公英 20 g，薏苡仁 30 g。

加减：湿热蕴结型，加龙胆草、茯苓；气滞血瘀型，加莪术、丹参；肝肾阳虚型，加枸杞子、知母、旱莲草、大蓟、小蓟；脾肾阳虚型，去黄柏、薏苡仁，加巴戟天、淫羊藿；睾丸肿胀疼痛者，加橘核、荔枝核。

【适用病症】 慢性前列腺炎。临床表现为尿频、尿意不尽，或尿道口有白色分泌物溢出，会阴部、腰骶部、睾丸或小腹隐痛不适，性功能障碍。前列腺液镜检白细胞 >10 个/高倍视野或成团，卵磷脂小体减少。

【用药方法】 每天 1 剂，水煎分 3~4 次服。1 个月为 1 个疗程。治疗期间忌饮酒及辛辣之品，并宜每天用温水坐浴 30 分钟以上，保持规律性生活。

【临床疗效】 此方加减治疗慢性前列腺炎 120 例，临床痊愈（临床症状及体征完全消失，前列腺液镜检连续 3 次正常）18 例，显效（临床症状及体征完全或基本消失，前列腺液镜检连续检查 3 次，有 1 次不正常）60 例，有效（临床症状减轻，前列腺液镜检较前改善）28 例，无效（临床症状如前或加重，前列腺液镜检无改善）14 例。总有效率89%。

【验方来源】 陈望善，王胜先，张克军. 清热利湿化瘀法治疗慢性前列腺炎［J］. 湖北中医杂志，2003，25（3）：21.

按： 慢性前列腺炎属中医学腰痛、遗精、精浊等病范畴。多由于欲念不遂，或房劳过度，致相火妄动，热迫精室，致尿道外口有白色分泌物溢出；或饮食不节，湿热内蕴，或外感时令疫毒，致湿热蕴结下焦，出现尿频、尿意不尽。若久治不愈或治疗不当，致湿热瘀血阻滞精道，见会阴部、腰骶部、睾丸或小腹隐痛不适。由于本病为湿热、瘀血所致，故治宜清热利湿、活血化瘀为主。桃膝舌蛇利湿化瘀汤中的败酱草、蒲公英、白花舌蛇草、黄柏、红藤清热利湿解毒；桃仁、牛膝活血化瘀、利湿解毒；皂角刺与炮穿山甲（代）合用，具有活血通络、托毒排脓作用，对久治不愈者有独特疗效；薏苡仁利水渗湿、清热解毒。诸药合用，共奏清热利湿解毒、活血化瘀之功。现代药理研究证实，败酱草、薏苡仁具有抗菌、消除炎性病灶、提高免疫功能、促进组织修复等作用；牛膝能消除病灶部位水肿，解除炎症梗阻，畅通前列腺管，使纤维组织软化，局部血液循环增加，有助于提高药物有效浓度。

少腹逐瘀汤加减方

【药物组成】 当归、川芎、赤芍、蒲黄、五灵脂、乳香、没药、川牛膝各 10 g，土茯苓、蒲公英、金钱草、车前子（包煎）各 15 g，琥珀（冲服）3 g。

加减：睾丸痛甚者，加橘核、荔枝核；小便滴白者，加益智仁、泽泻、乌药；湿热甚伴排尿困难者，加龙葵、竹叶。

【适用病症】 慢性前列腺炎。临床表现以中青年多见，反复出现小腹、睾丸及会阴部胀痛不适感，轻度尿频，排尿或大便时尿道口可有白色分泌物溢出，伴见神疲乏力，头晕，腰酸痛，性欲减退，遗精，早泄，阳痿，不育等。直肠指检：前列腺肿大、压痛，或缩小。前列腺液镜检：白细胞 > 10 个/高倍视野，卵磷脂小体明显减少。

【用药方法】 每天 1 剂，水煎服。配合内服西药氧氟沙星，每次 0.2 mg，每天 2 次。治疗 8 周为 1 个疗程。治疗期间需戒酒，忌食辛辣食物。同时每天用热水坐浴 30 分钟以上。

【临床疗效】 此方加减治疗慢性前列腺炎 80 例，临床痊愈（临床症状全部消失，实验室检查 2 次均正常）20 例，显效（临床症状基本消失，实验室检查 2 次白细胞均 < 5 个/高倍视野，卵磷脂小体明显增多）41 例，有效（临床症状和实验室检查有所改善）12 例，无效（临床症状和实验室检查均无改善）7 例。总有效率 91.2%。

【验方来源】 胡朝晖. 少腹逐瘀汤治疗慢性前列腺炎 80 例总结 [J]. 湖南中医杂志，2003，19（3）：12.

按：慢性前列腺炎在发病初期往往以湿热为主，但随着病情的发展，至后期缠绵不愈时多表现为瘀血阻滞之象，形成以下焦瘀血阻滞为主，湿热羁留不去为辅的病理变化。治疗上既要清利下焦湿热，更应祛除下焦瘀血。少腹逐瘀汤加减方中的当归、川芎、乳香、赤芍、没药、琥珀活血化瘀止痛；五灵脂、蒲黄、川牛膝活血祛瘀利尿；佐以蒲公英、土茯苓、金钱草、车前子清热解毒、利湿。诸药合用，共奏活血化瘀、清热除湿、行气止痛之功。

加味苇茎汤

【药物组成】 冬瓜仁、薏苡仁、败酱草各 30 g，桃仁

10 g，丹参、莴茎、红藤各 20 g，川牛膝 10 g。

加减：尿频、尿急者，加金钱草、萹蓄、瞿麦；尿道灼热者，加紫草、竹叶、通草；尿后余沥、尿分叉、尿等待者，加夏枯草、车前子、冬葵子、王不留行；尿后滴白浊者，加萆薢、石菖蒲、益智仁；腰酸困痛者，加延胡索、乌药、续断；会阴坠痛者，加延胡索、乌药、川楝子；睾丸抽痛者，加延胡索、川楝子、荔枝核；勃起功能障碍者，加石菖蒲、通草、淫羊藿、菟丝子；同房早泄者，加芡实、沙苑子、益智仁；遗精者，加龙骨、牡蛎、五味子；射精疼痛者，加泽兰、路路通、石菖蒲；性功能亢进者，加龙胆草、知母、黄柏；失眠健忘者，加夜交藤、合欢皮、酸枣仁；直肠指检前列腺体表面不光滑、软硬不匀者，加夏枯草、炮穿山甲（代）、三棱、莪术；前列腺液镜检白细胞增多者，加白花蛇舌草、土茯苓、蒲公英；卵磷脂小体减少者，加菟丝子、沙苑子、覆盆子。

【适用病症】　慢性前列腺炎。临床表现为尿频、尿急、尿后余沥、尿道灼痛，会阴胀痛，腰酸困痛，失眠健忘，性功能障碍。

【用药方法】　每天 1 剂，水煎 2 次，分早、晚服。15 天为 1 个疗程，治疗 2 个疗程。

【临床疗效】　此方加减治疗慢性前列腺炎 64 例，临床治愈（临床症状、体征消失，前列腺液镜检正常）28 例，有效（临床症状、体征明显改善，前列腺液镜检有明显好转）30 例，无效（治疗前后症状无明显改善）6 例。总有效率 90.6%。

【病案举例】　姜某，男，26 岁。诊见：梦遗 2 年余，婚前有较频繁自慰行为，婚后多梦遗精，每周 1～2 次，同房早泄，伴有头晕乏力，性情抑郁，阴囊潮湿，尿后滴白浊，舌红、苔薄黄腻，脉沉弦。前列腺液镜检：白细胞 10～15 个/高倍视野；卵磷脂小体（＋＋）。检查：阴茎及睾丸发育正常，尿道口不红，有少量白色浆性黏液，双侧附睾无增粗疼痛。西医诊断：慢性前列腺炎；遗精。治以清热利湿，化痰涩精。方用加味苇茎汤去丹参，加龙骨、牡蛎各 30 g，知母、黄柏各 10 g。连服 15 天后，已无遗精，每次大便后有精液溢出。上方加石菖蒲 5 g，萆薢、金樱子各 15 g，续服 10 剂后，便后已无白浊溢出，遗精未发生，性功能基本正常。再用原方出入调治月余，诸症状皆除。

【验方来源】 杨建玺，邓志厚. 加味苇茎汤治疗慢性前列腺炎 64 例 [J]. 江西中医药，2003，34（4）：27.

按： 慢性前列腺炎虽病症多端，但多以尿道症状及局部疼痛为主。其病机多为湿热下注，气滞血瘀，水道不畅。故采用下病上治、异病同治之法，选用加味苇茎汤治疗，尤适宜于属湿、热、瘀者，对于肾虚、湿热不明显者需结合辨证加减。由于本病的病程缠绵，因此除药物治疗外，应当注意养成良好的生活方式，禁烟忌油，少食辛辣刺激性食物，勿久坐，忌憋尿，少骑自行车以减少对会阴部的刺激。

解毒祛瘀化痰汤

【药物组成】 败酱草、薏苡仁各 25 g，丹参、萆薢、川牛膝各 15 g，桃仁、乌药、海藻、黄柏、皂角刺各 10 g。

加减：头晕乏力，腰酸不寐者，加琥珀末（冲服）3 g，绞股蓝、枸杞子各 15 g；肾阳虚阳痿、早泄者，加淫羊藿、菟丝子、沙苑子各 15 g；肾阴虚血精者，加女贞子、旱莲草各 20 g；遗精者，加芡实、莲须各 10 g；大便秘结者，加大黄 10 g，冬瓜子 15 g；前列腺有结节者，加浙贝母 10 g，炮穿山甲（代）、白芥子各 6 g。

【适用病症】 慢性前列腺炎。

【用药方法】 每天 1 剂，水煎服。同时配合按揉双侧三阴交、关元穴，每天 1 次，每次 10 ~ 15 分钟，用力适中。1 个月为 1 个疗程，一般治疗 1 ~ 2 个疗程。

【临床疗效】　此方加减治疗慢性前列腺炎 61 例，痊愈（临床症状消失，直肠指检及前列腺液镜检各项指标均在正常范围）21 例，有效（临床症状减轻，直肠指检及前列腺液镜检各项指标好转）34 例，无效（治疗前后症状均无明显变化）6 例。总有效率 90.01%。

【病案举例】　王某，男，56 岁。尿道灼热、滴白、涩痛反复发作 5 年，屡服西药抗菌消炎及中药清热利尿通淋之剂，皆未能治愈，1 个月前因饮酒而加重。诊见：尿道灼热，白浊时下，会阴部及腰骶部坠胀隐痛，多梦遗精，口苦而黏，小便黄浊、涩滞不畅，大便不爽，舌紫红边有瘀点、苔黄腻，脉弦细涩。直肠指检：前列腺质地偏硬、压痛。前列腺液镜检：白细胞（++），卵磷脂小体 30%。西医诊断为慢性前列腺炎。中医诊断为精浊。证属邪毒蕴结，痰瘀壅阻。治以清热解毒，祛瘀化痰。方用解毒祛瘀化痰汤加琥珀末（冲服）3 g。并按揉双侧三阴交、关元穴。治疗 7 天后，白浊明显减少，其余症状亦好转。续服 14 剂后，白浊、会阴部及腰骶部疼痛消失。原方加绞股蓝、桑寄生各 15 g，继续治疗 7 天，症状消失，直肠指检及前列腺液镜检各项指标均已恢复正常。随访 1 年未复发。

【验方来源】　潘成平. 解毒祛瘀化痰汤治疗慢性前列腺炎 61 例［J］. 中医药研究，2001，17（3）：18.

按：慢性前列腺炎症状复杂，根据临床表现可归属于中医学精浊、淋证、腰痛等范畴。其病机为邪毒蕴结，痰瘀壅阻。治以清热解毒，祛瘀化痰。解毒祛瘀化痰汤中的败酱草、黄柏清热解毒；草薢、薏苡仁解毒排浊；丹参、川牛膝、桃仁活血祛瘀；海藻清热化痰，软坚散结；乌药调畅气机；皂角刺活血消肿，并引诸药直达病所。诸药合用，既能杀灭病原微生物，又能改善前列腺微循环，并有利于药物渗入病灶发挥疗效，用于治疗慢性前列腺炎，疗效较佳。

导湿活血汤

【药物组成】 龙胆草、炮穿山甲（代）、红花各 9 g，野菊花、丹参各 15 g，栀子、车前子、萆薢、牛膝各 10 g，滑石（包煎）8 g，甘草 5 g。

加减：湿热重者，加黄柏、败酱草；阳虚重者，加淫羊藿、肉苁蓉；阴虚重者，加知母、山茱萸；血瘀偏重者，加川楝子、水蛭。

【适用病症】 慢性前列腺炎。

【用药方法】 每天 1 剂，水煎 2 次，分早、晚服。15 天为 1 个疗程，治疗 2 个疗程。

【临床疗效】 此方加减治疗慢性前列腺炎 50 例，痊愈（临床症状消失，前列腺液镜检连续 2 次以上正常，直肠指检前列腺压痛消失、质地正常或接近正常，B 超检查大致正常）26 例，显效（临床症状消失，前列腺液镜检连续 2 次以上白细胞较前减少或 <15 个/高倍视野，直肠指检前列腺压痛及质地均有改善，B 超检查有所改善）18 例，无效（治疗前后症状无改善或加重）6 例。总有效率 88%。

【病案举例】 卢某，男，45 岁。3 年前因饮酒过度，出现尿频、小便淋沥不尽等症状，并感小腹及会阴部胀痛不适。直肠指检：双侧前列腺 I 度肿大；前列腺液镜检：白细胞 10 个/高倍视野，卵磷脂小体 60%。西医诊断为慢性前列腺炎。曾经治疗症状未见明显好转。诊见：症如上述，舌淡红边暗、苔黄腻，脉滑。中医诊断为淋证。证属湿热蕴结兼血瘀。经服用导湿活血汤 30 余剂，症状消失，前列腺液镜检正常。

【验方来源】 韩振贵. 导湿活血汤治疗慢性前列腺炎50例 [J]. 四川中医, 2001, 19 (1): 30.

按：中医学认为，湿热与瘀血是慢性前列腺炎的主要病理改变，治以清热利湿、活血化瘀为主。导湿活血汤中的龙胆草、野菊花、栀子清热利湿解毒为主药；配伍车前子、萆薢化湿浊；滑石通淋，使湿热之邪从小便而去；红花、丹参活血化瘀，具有改善微循环、抑制成纤维细胞增生的作用；炮穿山甲（代）通经活络；牛膝引药下行；甘草补中益气，调和诸药。诸药合用，切中病机，可使症状得以痊愈和改善。

附子大黄归芍汤

【药物组成】 熟附子、大黄各9 g，续断、当归各30 g，虎杖20 g，牡丹皮10 g，赤芍15 g。

加减：湿热型，加知母、黄柏各10 g，龙胆草6 g，车前子、滑石各30 g；瘀血型，加桃仁、川楝子各10 g，红花15 g，炮穿山甲（代）6 g，王不留行20 g，延胡索30 g；中虚型，加黄芪15 g，党参、白术各10 g，柴胡、升麻各6 g；肾虚型，加仙茅6 g，淫羊藿15 g，巴戟天、沙苑子各10 g。

【适用病症】 慢性前列腺炎。

【用药方法】 每天1剂，水煎2次，分早、晚服。1个月为1个疗程。第3次加水重煎，取药液待温度适中时坐浴外洗会阴部，每天1次。并配合抗生素治疗。治疗期间忌食辛辣食品，尤其忌酒，不宜长时间骑车及久坐。

【临床疗效】 此方加减治疗慢性前列腺炎60例，痊愈（临床症状消失，前列腺液镜检正常，连续观察2个月无复发）42例，好转（临床症状、体征、前列腺液镜检明显好转）18例。总有效率100%。

【病案举例】　邢某，男，35 岁，已婚。平素嗜酒及辛辣、油腻之品。1 年前曾患急性尿路感染，经中西药物治疗后症状消失。1 个月前出现尿频、尿急，尿道灼热，尿后余沥不尽，大便时尿道口有黄白色黏液流出、量较多，口苦，阴囊潮湿，舌红、苔黄腻，脉弦滑。直肠指检：前列腺肿大饱满，中央沟消失，有压痛。前列腺液镜检：脓细胞（+++），白细胞（+），卵磷脂小体减少。细菌培养无异常。西医诊断为慢性前列腺炎。中医辨证属湿热型。方用附子大黄归芍汤加知母、黄柏各 10 g，龙胆草 6 g，车前子、滑石各 30 g。7 剂。并将药渣加水重煎坐浴外洗，每天 1 次。另配合抗生素治疗。并嘱其戒酒及辛辣食品。治疗 7 天后症状基本消失。继服上方 1 个月，前列腺液镜检正常，连续观察 2 个月无复发。

【验方来源】　魏民. 中西医结合治疗慢性前列腺炎 60 例 [J]. 河南中医学院学报，2003，18（3）：61.

按：慢性前列腺炎属中医学淋浊范畴。其临床症状繁杂，大多数患者表现为虚实夹杂之候，初起以热证居多，因相火偏旺，湿热壅盛，扰动精室，清浊混淆，久而久之，湿热伤及脾肾，脾气下陷而不化湿，肾精不足而虚象表露。故本病初起多湿、多火，久病多虚、多瘀，虚实之间常相互影响，相互转化。附子大黄归芍汤中的熟附子散寒祛湿，行血散瘀，在大剂清热解毒之品中有热因热用之妙；大黄破积滞，泻热毒，行瘀血；续断、当归补虚养血；虎杖、赤芍、牡丹皮利湿热，化瘀血，清相火。诸药合用，共奏祛邪补虚之功效。另将药渣煎水坐浴外洗，方法简单，疗效肯定，对改善局部血液循环，促进炎症吸收，缓解症状有一定帮助。因此，内外合治可达到抗菌消炎、利湿化瘀、扶正补虚之功效。

柴胡升麻二苓汤

【药物组成】 柴胡、木通各 10 g，升麻、猪苓、茯苓、泽泻、车前子各 15 g。

加减：湿热型，症见尿频、尿急、尿痛、排尿不适及灼热感、尿末有白色或浑浊分泌物滴出，会阴及腰骶隐痛，睾丸坠胀，苔黄腻，脉滑数者，加苍术 15 g，黄柏、金银花各 10 g；瘀滞型，症见会阴、小腹或阴囊部疼痛为主，小便淋漓不爽，血尿或血精，脉弦紧或细涩者，加丹参、赤芍各 15 g，王不留行、当归各 10 g，琥珀末（冲服）5 g；肾虚型，症见腰膝酸软，头晕眼花，耳鸣失眠，多梦，遗精，尿频、余沥不尽，舌淡，脉细弱者，去车前子、木通、猪苓，加山茱萸、菟丝子、覆盆子各 10 g，枸杞子 15 g。

【适用病症】 慢性前列腺炎。

【用药方法】 每天 1 剂，水煎服。一般治疗 2～3 周。

【临床疗效】 此方加减治疗慢性前列腺炎 19 例，均获效。

【验方来源】 李新文. 对慢性前列腺炎的中医治疗体会[J]. 云南中医中药杂志，2002，23（2）：42.

按：慢性前列腺炎属中医学淋浊范畴。其发病与嗜酒、过食辛辣等导致瘀血内阻相关，或因手淫、房事不节致下元虚惫，湿热之邪乘虚而入，下注膀胱，影响膀胱气化功能而致，往往虚实夹杂，病情复杂，缠绵难愈。治以清利湿热、理气化瘀、益肾补肾为主。除药物治疗外，还应重视精神调摄及饮食宜忌。

益肾固精导浊汤

【药物组成】 萆薢、马鞭草各 12 g，泽泻、车前子（包）

煎、乌药、石菖蒲各 8 g，沙苑子、山药各 15 g，菟丝子、益智仁、枸杞子、生地黄、熟地黄各 10 g，甘草 5 g。

加减：尿频、尿急、尿道灼热、小便发黄者，加导赤散（生地黄、木通、甘草）；少腹、会阴、睾丸胀痛明显者，加川楝子、延胡索各 10 g，荔枝核 12 g；腰骶部疼痛者，加杜仲 12 g，续断 9 g；遗精、阳痿者，加煅龙骨、煅牡蛎、黄精各 15 g，五味子 4 g，淫羊藿 12 g；会阴、睾丸坠胀明显者，加补中益气丸；前列腺质地偏硬或高低不平有硬结者，加三棱、莪术各 8 g；前列腺液镜检脓细胞较多者，加蒲公英 12 g，白花蛇舌草 20 g。

【适用病症】　慢性前列腺炎。

【用药方法】　每天 1 剂，水煎 2 次，分早、晚服。1 个月为 1 个疗程，一般连续治疗 2～3 个疗程。治疗期间忌食辛辣醇酒厚味，节制性生活和注意会阴卫生。

【临床疗效】　此方加减治疗慢性前列腺炎 100 例，临床治愈（自觉症状消失，直肠指检前列腺恢复正常，前列腺液镜检间隔半个月连续 2 次符合正常标准，白细胞 <6 个/高倍视野，红细胞消失，卵磷脂小体 75% 以上）55 例，显效（自觉症状消失或显著减轻，直肠指检前列腺无明显压痛，前列腺液镜检明显改善，白细胞 <20 个/高倍视野，红细胞消失，卵磷脂小体 50% 以上）31 例，有效（主要症状基本消失，直肠指检前列腺较治疗前好转，前列腺液镜检有所改善，白细胞 >20 个/高倍视野，红细胞 <5 个/高倍视野，卵磷脂小体 25% 以上）10 例，无效（治疗前后症状无改善）4 例。总有效率 96%。

【验方来源】　周建华. 益肾固精导浊法治疗慢性前列腺炎100 例 [J]. 吉林中医药，2003，23（8）：22.

按：慢性前列腺炎属中医学精浊范畴。大多数由于急性期失治，或忍精不泄，致败精阻窍，生湿化热，湿热久羁，遂至脉络瘀阻，或因房事不节，劳伤肾精，肾阴亏损，肝阴不足，阴虚则阳无以制，侵扰精室，遂致本病。因此，湿热、肾虚、瘀滞是本病的主要病理因素，临床症状多虚实夹杂。治以益肾清利、固精导法。益肾固精导浊汤中的萆薢、泽泻、车前子、石菖蒲、马鞭草等清热利湿、分清别浊；沙苑子、益智仁、乌药、山药、枸杞子、菟丝子、生地黄、熟地黄等益肾固精；甘草调和诸药。诸药合用，通涩并用，补虚泻实。益肾清利并用能够解除前列腺腺管的梗阻，排除分泌物淤积，以利炎症的吸收。此外，本病复发率较高，为避免复发，应注意忌食辛辣及醇酒厚味，避免久坐和长时间骑自行车、节制性生活、注意会阴卫生。

萆菊苓芥汤

【药物组成】 草薢 15 g，野菊花、柴胡、白芥子、炮穿山甲（代）、茯苓各 10 g。

【适用病症】 慢性前列腺炎。

【用药方法】 每天 1 剂，水煎 2 次，分早、晚服。并根据药敏试验给予有效的抗生素治疗，且足量连续应用 4~8 周。2个月为 1 个疗程。

【临床疗效】 此方加减治疗慢性前列腺炎 86 例，治愈（自觉症状消失，前列腺液镜检连续 3 次正常，直肠指检前列腺恢复正常或明显改善，细菌培养阴性）68 例，好转（临床症状减轻，直肠指检前列腺好转，前列腺液镜检白细胞正常，细菌培养阴性）16 例，无效（治疗后临床症状无明显改善或反而加重）2 例。总有效率 97.7%。

【验方来源】 李乐山，梁木林，郑晓斌，等. 中西医结合治疗慢性前列腺炎 86 例 [J]. 湖南中医杂志，2003，19（3）：39.

按：慢性前列腺炎属中医学精浊范畴，其病机为下焦湿热、血脉瘀阻，治宜清热利湿，祛瘀导浊。萆菊苓芥汤中的萆薢清热利湿，分清祛浊；野菊花入精室清热解毒；炮穿山甲（代）通络透瘀，化瘀消肿；茯苓利水渗湿，健脾补中，引药下行；柴胡升清气以降浊阴；白芥子辛温走散利气机，通经络，"去皮里膜外之痰"。诸药合用，共奏清热利湿、解毒化瘀之功。

血竭楝子丹

【药物组成】 血竭、川楝子、土茯苓、红藤、蒲公英、丹参、桃仁、延胡索、沉香、小茴香、大黄、泽泻、萹蓄、茯苓、党参。（原方无药量）

【适用病症】 慢性前列腺炎。临床表现为反复发作尿频、尿急、排尿不尽、尿道口滴白，少腹及会阴部胀痛，性欲减退。

【用药方法】 将上药共研细末，制成水丸。每次10 g，每天3次口服。连服20天为1个疗程。另配合外敷药（泽兰、益母草、艾叶、金银花、芒硝、白芷），水煎取药液500 mL，用毛巾浸药液敷少腹部，每天2～3次。治疗期间注意避免潮湿，节制性欲，少食辛辣刺激之品。

【临床疗效】 此方加减治疗慢性前列腺炎38例，治愈（临床症状消失，直肠指检恢复正常，前列腺液镜检白细胞＜10个/高倍视野，卵磷脂小体满布）20例，有效（临床症状基本消失，直肠指检及前列腺液镜检略有改善，但仍不正常）13例，无效（治疗前后症状无明显变化）5例。总有效率为86.83%。

【病案举例】 田某，男，67岁。患慢性前列腺炎6年。诊见：尿频、夜间尤甚，尿流无力，尿不尽，少腹及会阴部胀痛，伴腰膝酸软，夜寐欠佳，大便溏，舌质淡、苔白微腻，脉弦滑。直肠指检：前列腺增大、饱满，有明显压痛，质较硬，中央沟变浅。前列腺液镜检：白细胞 20～30 个/高倍视野，卵磷脂小体 1/3。西医诊断为慢性前列腺炎，前列腺增生。中医辨证属脾肾两虚，血瘀湿滞。治以健脾益肾利湿，活血祛瘀行滞。方用血竭楝子丹配合中药外敷治疗 4 个疗程，诸症状消失，实验室检查正常。随访 2 年未复发。

【验方来源】　苗绿. 血竭楝子丹治疗慢性前列腺炎 38 例 [J]. 吉林中医药，2003，23（4）：23.

按：慢性前列腺炎属中医学淋浊范畴。多因邪毒内侵，感受湿邪，加之恣食辛辣、饮酒过度、房事不节等致湿热交阻，气滞血瘀，阻滞脉络。治以行气活血、散瘀止痛、疏肝散结为主，辅以清热解毒利湿、健脾益肾。血竭楝子丹以血竭、川楝子为主药，直入肝经，行气活血、散瘀止痛，两药配伍，一气一血，气行血畅，则阴部肿胀自消；配以丹参、桃仁、大黄以助活血化瘀；延胡索、沉香、小茴香助川楝子理气止痛引药直达病所；土茯苓、红藤、蒲公英、萹蓄清热解毒利湿；党参、茯苓、泽泻健脾补肾。此外，配合外敷药，内外合治，共奏行气活血、解毒利湿、调理脾肾之功效。

紫　金　胶　囊

【药物组成】　五倍子 15 g，山慈姑、丹参、红藤、赤芍各 30 g，麝香 0.3 g。

【适用病症】　慢性前列腺炎。中医辨证属湿热夹瘀证。临床表现为尿频、尿急、尿痛，会阴部、外生殖区、下腹部、耻骨上区、腰骶及肛门周围坠胀，或以上部位疼痛，尿道灼热，尿道滴白，阴囊潮湿，尿后滴沥，舌红或暗有瘀点、苔黄或黄腻，脉弦滑或涩。

【用药方法】　上药共研细末，制成胶囊（每粒 0.3 g）。每次 2 粒，每天服 3 次。前列腺液细菌培养阳性者，配合服用抗生素。

【临床疗效】　此方加减治疗慢性前列腺炎中医辨证属湿热夹瘀证 100 例，临床控制（临床症状积分减少≥60%，前列腺压痛消失，质地正常或接近正常，前列腺液镜检连续 2 次以上正常）30 例，显效（临床症状积分减少≥60%，前列腺压痛及质地均有明显改善，前列腺液镜检连续 2 次以上白细胞计数较治疗前减少≥60%）36 例，有效（临床症状积分减少≥30%，前列腺压痛及质地均有所改善，前列腺液镜检连续 2 次以上白细胞计数较治疗前减少≥30%）24 例，无效（临床症状积分减少<30%或无变化，前列腺压痛及质地均无改善，前列腺液镜检连续 2 次以上白细胞计数较前减少<30%或无变化）10 例。总有效率 90%。

【验方来源】　贺菊乔，周亮，席建元. 紫金胶囊治疗慢性前列腺炎湿热夹瘀证 100 例临床观察 [J]. 湖南中医药导报，2003，9（6）：39.

按：慢性前列腺炎是男性生殖系统疾病中最常见的感染性疾患之一，病因复杂，反复发作，缠绵难愈。本病属中医学精浊范畴。由于湿热余毒未清，蕴于精室；或饮食不节，脾胃运化失常，蕴湿生热；或忍精不泄，败精瘀浊停留，日久化热，蕴于精室；或情志不畅，肝气郁结，气滞血瘀，郁久化热，内扰精室。因此，湿热、瘀滞、肾虚是本病的病理基础，其中湿热、瘀滞是标，肾虚是本。紫金胶囊中的五倍子、山慈菇利湿解毒；麝香、赤芍、红藤、丹参活血祛瘀，通淋止痛。诸药合用，共奏清热利湿通淋、活血祛瘀止痛之效。

前列腺炎Ⅲ号胶囊

【药物组成】 萆薢 15 g，麝香 1 g，炮穿山甲（代）、茯苓、野菊花、柴胡各 10 g，琥珀 3 g，白芥子 5 g。

【适用病症】 慢性前列腺炎。

【用药方法】 上药按比例研成粉末装入胶囊，每粒 0.3 g，每天 3 次，每次服 3 粒。1 个月为 1 个疗程。

【临床疗效】 此方治疗慢性前列腺炎 63 例，临床痊愈（临床症状消失，前列腺镜检连续 2 次以上正常，直肠指检前列腺压痛消失）32 例，显效（临床症状基本消失，前列腺镜检连续 2 次以上白细胞较前减少 1/2 或 <15 个/高倍视野）20 例，有效（临床症状减轻，前列腺镜检较前改善）7 例，无效（治疗前后症状无改善或加重）4 例。总有效率 93.7%。

【验方来源】 何高洲，谢维常. 前列腺炎Ⅲ号胶囊治疗慢性前列腺炎 63 例 [J]. 湖南中医杂志，2001，7（2）：29.

按：慢性前列腺炎属中医学白浊、精浊范畴。其病机主要是下焦湿热，血脉瘀阻，治以清热利湿、祛瘀导浊为主。前列腺炎Ⅲ号胶囊中的萆薢消热利湿，分清去浊；麝香通行十二经脉，行血化瘀滞，透达病所；野菊花清热解毒入精室；炮穿山甲（代）通络透窍，化瘀消肿；茯苓利水渗湿，健脾补中，引药下行；柴胡升清气以降浊阴；琥珀利水通淋，活血散瘀，开窍化浊；白芥子辛温走散，利气机，通经络，去"皮里膜外之痰"。诸药合用，切中病机，故疗效显著。

前列回春胶囊

【药物组成】 虎杖、枸杞子各 15 g，黄柏、地龙各 9 g，萹蓄、王不留行各 12 g，车前子、炮穿山甲（代）各 10 g，鹿茸、淫羊藿各 6 g。

【适用病症】 慢性前列腺炎。临床表现为不同程度的尿道口流白，尿道灼热感，排尿刺痛或不尽感，腰酸乏力，下腹部、会阴不适等。前列腺液镜检：卵磷脂小体 ≤ （ ++ ），白（脓）细胞 > （ + ）。

【用药方法】 将上药制成胶囊。每次服 1.5 g，每天 3 次，用开水送服。30 天为 1 个疗程。

【临床疗效】 此方加减治疗慢性前列腺炎 306 例，治愈（临床症状消失，直肠指检前列腺触痛、硬结节消失，前列腺液镜检正常）91 例，显效（临床症状减轻，直肠指检前列腺触痛减轻、硬结节变小，前列腺液镜检明显好转）87 例，有效（临床症状、体征、化验改善）101 例，无效（临床症状、体征、前列腺液镜检无变化）27 例。总有效率 91.8%。

【病案举例】 王某，男，26 岁。诊见：尿频（夜尿次数多达 5~6 次），尿道涩痛，并每周遗精 1~2 次。直肠指检：前列腺大小正常，局部有明显触痛、质地稍硬韧，无结节；前列腺液镜检：卵磷脂小体 （ + ），红细胞 10~15 个/高倍视野，白细胞 20~30 个/高倍视野。西医诊断：慢性前列腺炎。用前列回春胶囊治疗 1 个疗程后，临床症状全部消失，前列腺局部变软、触痛消失；前列腺液镜检：卵磷脂小体满视野，白细胞 3~5 个/高倍视野。巩固治疗 1 个月，症状未复发。前列腺液镜检正常。

【验方来源】 石硕文，高晓翠，程桂红. 前列回春胶囊治疗慢性前列腺炎 306 例 [J]. 陕西中医，2001，22（12）：737.

按：慢性前列腺炎属于中医学淋浊范畴。其病机为肾虚气化失职，湿热蕴结下焦，气机不畅，瘀血阻滞，气化不利。治以补肾益气、活血化瘀、清利湿热为主。前列回春胶囊中的虎杖、黄柏、萹蓄、车前子清热解毒利水通淋，用于清利下焦湿热引起的尿急、尿频、尿道涩痛症状；炮穿山甲（代）、王不留行、地龙活血化瘀，用以消除瘀血阻滞，改善慢性充血，促进血液循环，改善血液流变性和血黏度，消除腺小管梗阻，抑制腺体增生；鹿茸、淫羊藿、枸杞子具有温阳回春、补肾益气的功能，以助肾化湿。本方组方合理，故疗效较佳。

通列舒胶囊

【药物组成】　土茯苓、蒲公英、王不留行、板蓝根、黄精各 30 g，三棱、莪术、延胡索、槐花各 12 g，瞿麦 18 g，荔枝核 15 g，乌药 9 g。

【适用病症】　慢性前列腺炎，中医辨证属湿热兼瘀滞型。临床表现为少腹、会阴及睾丸坠痛，尿频、尿急，排尿不畅，尿道灼热，尿道口滴白，舌红或兼紫或有瘀点、苔白或黄，脉沉涩细。

【用药方法】　将上药按比例制成粉状装入胶囊，每粒含生药 0.5 g。每次服 4 粒，每天 3 次，用温开水或盐水送服。1 个月为 1 个疗程。

【临床疗效】　此方治疗慢性前列腺炎中医辨证属湿热兼瘀滞型 86 例，临床痊愈（临床症状及体征完全消失，前列腺液镜检连续 3 次正常）12 例，显效（临床症状及体征完全或基本消失，前列腺液镜检连续 3 次有 1 次不正常）42 例，有效（临床症状减轻，前列腺液镜检较前改善）21 例，无效（临床症状如前，前列腺液镜检无改善）11 例。总有效率 87.1%。

【病案举例】　詹某，男，34 岁。尿频、尿急、排尿不尽，尿道口滴白，会阴部及双侧睾丸坠痛 7 月余。曾在外院以慢性前列腺炎治疗，疗效欠佳。有霉菌性尿道炎病史，已治愈。前列腺液镜检查：卵磷脂（＋），白细胞（＋＋＋）。诊见：症如前述，舌质暗红、苔薄黄，脉沉细。西医诊断：慢性前列腺炎。中医诊断：精浊。证属湿热蕴结兼气滞血瘀型。治宜清热祛湿为主，佐以活血化瘀，行气止痛。用通列舒胶囊4瓶，每天3次，每次服4粒，连服2周。药后尿频、尿急症状已消失，会阴部及睾丸坠痛有所减轻，但仍觉不适。继续治疗2周后，症状消失。连续3次前列腺液镜检：卵磷脂小体增加，白细胞（－）。

【验方来源】 陈铭，唐佩琼. 通列舒胶囊治疗慢性前列腺炎湿热兼瘀滞型86例疗效观察［J］. 新中医，2000，32（3）：17.

按：慢性前列腺炎属中医学精浊范畴。多因欲念不遂，或房劳过度而相火妄动，热迫精室，精关不固所致。若饮食不节，湿热内蕴，更助邪结下焦，久治不愈或治疗不当，则湿热留恋，日久不清，致精道气血瘀滞。本病为湿热、瘀血所致，治当以清湿热、祛瘀血为主。通列舒胶囊主要功效为清热祛湿，活血化瘀，行气止痛，用于治疗慢性前列腺炎中医辨证属湿热兼瘀滞型。方中重用土茯苓、蒲公英、板蓝根为主清热祛湿；佐以王不留行、三棱、莪术活血化瘀；乌药、延胡索、荔枝核行气止痛；配以瞿麦通淋，槐花清热凉血，黄精补肾填精。诸药合用，共奏清热祛湿、搜络解郁、活血化瘀、行气止痛之功效。

前列 1 号胶囊

【药物组成】 白花蛇舌草25 g，土茯苓、薏苡仁各30 g，牡丹皮、栀子、木通、甘草梢各9 g，淡竹叶10 g，车前草、萆薢、王不留行各15 g。

【适用病症】 慢性前列腺炎。临床表现为不同程度的腰、少腹、会阴等部位疼痛，尿频、尿急、尿浊。直肠指检：前列腺有硬结、硬化等改变；前列腺液镜检：白细胞 >10 个/高倍视野。

【用药方法】 将上药制成胶囊，每粒 0.3 g。每次服 8 粒，每天 3 次。14 天为 1 个疗程，连续治疗 2 个疗程。

【临床疗效】 此方治疗慢性前列腺炎 100 例，临床痊愈 53 例，显效 38 例，有效 5 例，无效 4 例。总有效率 96%。

【验方来源】 刘信江，郑友灿，史宗强. 前列 1 号胶囊治疗慢性前列腺炎 100 例疗效观察 [J]. 新中医，2000，32 (9)：17.

按： 前列腺炎属中医学淋浊范畴。其病机多为肝郁化火，心肝火炽，土不制湿，湿热蕴结，移热下焦所致。因此，下焦湿热为其根本，常有夹瘀、夹虚。治以清热泻火、利湿通淋、活血化瘀为主。前列 1 号胶囊以木通利水通淋、导热下行，配竹叶清心泻火、泄利湿热，共为主药。车前草清热利尿，为治淋之常用药；白花蛇舌草清热解毒利尿；萆薢利湿泻浊，为治白浊的常用药；土茯苓利湿解毒；薏苡仁健脾燥湿；牡丹皮、栀子清肝泻火，凉血活血；王不留行活血化瘀通络。此 10 味药共为辅助药。甘草梢清热泻火，通淋止痛，并能调和诸药。诸药合用，相辅相成，共奏清热泻火、利湿通淋、活血化瘀之功，尤其对下焦湿热型前列腺炎疗效显著。

慢前颗粒剂

【药物组成】 虎杖 30 g，姜黄、威灵仙、槟榔、萆薢各 10 g，柴胡 6 g，制大黄 12 g，败酱草 15 g。

加减：湿热型，加木通 6 g，生地黄 10 g；血瘀型，加川牛膝 10 g，桂枝 6 g；肾虚型，加黄芪 20 g，淫羊藿 10 g。

【适用病症】 慢性前列腺炎。临床表现为小腹、会阴、睾丸等部位有胀痛不适感，轻度尿频，排尿或大便时尿道可有白色分泌物溢出，可伴有神疲乏力，头晕，腰酸痛，性欲减退，遗精，早泄，阳痿，不育等。前列腺液镜检示白细胞＞10 个/高倍视野，卵磷脂小体显著减少或消失。

【用药方法】　将上药制成免煎颗粒剂剂，每天 1 剂，分早、晚 2 次饭后用开水冲化服。30 天为 1 个疗程。

【临床疗效】　此方治疗慢性前列腺炎 50 例，治愈（临床症状、体征消失，前列腺液检查正常）11 例，好转（临床症状、体征改善，前列腺液检查好转）34 例，未愈（临床症状、体征及前列腺液检查无改善）5 例。总有效率 90%。

【验方来源】　高兆旺，张丽，宋景贵，等. 慢前颗粒治疗慢性前列腺炎 50 例［J］. 山东中医杂志，2000，19（12）：720.

按：慢性前列腺炎属于中医学精浊范畴。其病机由湿热瘀滞等病邪下注于精室，精室瘀阻所致。慢前颗粒剂方中的虎杖既能活血祛瘀，又有清热利湿、泻下通便之功，以疏通精室瘀滞，故为君药。制大黄可泻热通便，活血祛瘀，使精室瘀滞从大便而解；姜黄活血散瘀，行气止痛。此二药共为臣药。威灵仙、萆薢胜湿止痛；槟榔行气利水，消食导滞；败酱草清热解毒，祛瘀止痛。此三药共为佐药。柴胡条达肝气而疏肝解郁，且又引药入肝经，佐而兼使药。诸药合用，共奏清热利湿解毒、疏通精室瘀滞之效，使精室流通，湿热得清，精浊可愈。

清　前　汤

【药物组成】　红藤 30～60 g，虎杖、败酱草、黄芪各 20 g，车前子、延胡索、王不留行各 15 g，大黄 6～12 g，甘草 6 g。

加减：会阴等处疼痛明显者，加乳香、没药；小便涩痛频急明显者，加萹蓄、瞿麦；前列腺质地偏硬或有硬结者，加三棱、莪术；前列腺液白细胞较多者，加蒲公英、连翘；大便溏软者，将大黄改为制大黄，加薏苡仁。

【适用病症】 慢性前列腺炎。

【用药方法】 每天1剂，水煎3次，第1、2煎取药液分早、晚服；第3煎加大水量，煎后熏洗阴部，稍凉后坐浴。治疗期间忌酒及辛辣油腻食物，节制房事。

【临床疗效】 此方加减治疗慢性前列腺炎60例，治愈34例，好转22例，未愈4例。

【验方来源】 徐丹. 清前汤治慢性前列腺炎 [J]. 上海中医药杂志，1998，（12）：21.

按：慢性前列腺炎乃败精瘀浊与湿热邪毒互结不散，使病势缠绵难愈。清前汤中的红藤苦平，有较强的败毒消痈和活血祛瘀功效，是治疗前列腺炎之妙品；大黄乃治"湿热胶痰滞于下焦之要药"，通过泄利二便，荡涤湿浊邪毒；辅之以虎杖、败酱草、王不留行清热解毒，祛瘀通络；车前子利水通淋；延胡索行气止痛；黄芪顾护正气，以免大剂攻代之品损伤脾胃，并通过益气和营作用托毒外出；甘草清热解毒除茎痛，引诸药入于精室。诸药合用，清热、解毒、活血化瘀并重，用于治疗前列腺炎疗效较为显著。

托里消毒散

【药物组成】 黄芪、土茯苓、薏苡仁各30 g，白术、川芎、当归、白芷各12 g，党参、白芍、连翘、败酱草、皂角刺各15 g，甘草9 g。

加减：阳虚征象明显者，加熟附子9 g；小便终末余沥者，加益智仁15 g，乌药12 g；疼痛症状明显者，加延胡索、川楝子各12 g；血精者，加白茅根30 g，生地黄15 g；尿路刺激症状明显者，加车前子 15 g，木通 9 g；腰膝酸软者，加杜仲、续断各 15 g；附睾慢性炎症者，加橘核、荔枝核各 30 g；湿热明显者，黄芪用量减至 15 g。

【适用病症】　慢性前列腺炎。

【用药方法】　每天 1 剂，水煎，分早、晚服。20 天为 1 个疗程，连续治疗 3 个疗程。

【临床疗效】　此方加减治疗慢性前列腺炎 56 例，临床治愈 27 例，显效 21 例，有效 6 例，无效 2 例。总有效率 96.43%。

【验方来源】　杨海魁，石莹. 补托法治疗慢性前列腺炎 56 例疗效观察［J］. 新中医，2002，34（10）：22.

按：慢性前列腺炎属于中医学精浊、劳淋范畴。本病虽多发于青壮年，但发病缓慢，病程迁延，局部症状多不强烈，体征也不典型，劳累、饮酒、感冒后往往使症状加重，且多有疲乏、腰膝酸软、多汗、头昏、纳差、失眠、注意力不集中等全身症状。本病当属虚实夹杂之证，气血亏虚为本，瘀阻、湿热为标。多因湿热毒邪侵袭，经络阻隔，气血凝滞而发病。托里消毒散中的黄芪、党参、白术、当归、川芎、白芍、甘草补益气血，扶助正气；黄芪、白芷、皂角刺、败酱草、连翘、薏苡仁、土茯苓托毒排脓，清热利湿；当归、川芎、败酱草、皂角刺、连翘活血和营，化瘀散结。诸药合用，共奏补益气血、透脓托毒化湿、活血和营之功，以达标本兼治之目的。

橘核二香汤

【药物组成】　橘核、荔枝核各 30 g，木香、小茴香、木通、泽泻、车前子、桃仁、红花、路路通各 12 g，甘草 6 g。

加减：若阳虚恶寒者，加熟附子（先煎）、肉桂各 6 g；湿热者，加黄柏、栀子各 10 g；气虚明显者，加黄芪、党参各

12 g；肾虚者，加菟丝子、枸杞子各 12 g。

【适用病症】 慢性前列腺炎。

【用药方法】 每天 1 剂，水煎服。10 天为 1 个疗程。

【临床疗效】 此方加减治疗慢性前列腺炎 39 例，治愈（临床症状、体征消失，前列腺分泌物、尿常规检查完全恢复正常）27 例，好转（临床症状、体征明显减轻，前列腺分泌物、尿常规检查基本正常）9 例，无效（临床症状与体征改善不明显，前列腺分泌物、尿常规检查未完全恢复正常）3 例。

【病案举例】 李某，男，62 岁。患有前列腺炎病史 3 年，曾经口服、肌内注射抗生素及间断服中药治疗，疗效不显。诊见：近 1 个月出现头昏，腰酸，尿频、尿急、尿痛且有灼热感，小便时肉眼可见灰白色分泌物，常有小腹坠胀感，舌质暗红、苔黄微腻，脉弦滑。前列腺液镜检：卵磷脂小体减少，脓细胞 8 个/高倍视野；尿常规检查：白细胞（+++）；前列腺 B 超检查：前列腺体积增大。西医诊断：慢性前列腺炎。中医诊断：淋证（下焦湿热型）。方用橘核二香汤加黄柏、栀子各 10 g。服用 10 剂后头昏、腰酸减轻，尿频、尿急、尿痛及小腹下坠感消失。复查尿常规及前列腺分泌物均在正常范围。为巩固疗效，继服 10 剂。随访 2 年未复发。

【验方来源】 张西相，徐淑凤. 橘核二香汤加减治疗慢性前列腺炎 39 例 [J]. 陕西中医，1999，20（12）：543.

按： 前列腺炎属中医学淋证范畴。其病机为年老肾衰，功能减退，气虚血瘀于下焦；或恣食肥甘厚味，卫生不洁，秽浊之邪侵入膀胱久之湿热瘀血互结于下焦，轻者发淋，重者为癥瘕、积聚。橘核二香汤中的橘核、荔枝核行散滞气，善治阴核肿痛，肾虚腰痛；木香、小茴香行气散结止痛；桃仁、红花、路路通活血通络行瘀；木通、泽泻、车前子渗湿利水，清利湿热，导热下行；甘草调和诸药。诸药合用，有攻补兼施、扶正祛邪之功效。

坐 浴 方

【药物组成】 大黄 30 g，红花 10 g，苍术、黄柏、栀子各 15 g，苦参、黄芩、蒲公英、赤芍、蛇床子、紫苏子各 20 g。

【适用病症】 慢性前列腺炎。临床表现为排尿困难、尿频、尿急、尿后余沥，甚至尿闭，伴睾丸、阴茎、会阴、肛门、腹股沟、下腹部及腰骶区不适、酸坠胀痛等。直肠指检：前列腺增大、压痛或有硬结。前列腺液镜检：白细胞 >10 个/高倍视野（高倍视野），或见大量脓细胞。

【用药方法】 每天 1 剂，加水煮沸 20 分钟，将药液倒入盆内，待温度降至 42~43 ℃时，即可坐浴。每次 15 分钟，上午、下午各 1 次。另用青冰膏（由青黛 5 g，冰片 1 g 组成，混合后盛于碗中，以生姜汁和凡士林适量，频频调搅至膏糊状）于晚间涂敷于会阴部，外盖纱布，再用胶布固定，隔天换药 1 次。10 天为 1 个疗程，一般治疗 2 个疗程以上。治疗期间多饮水以促排尿，并禁酒及刺激性食物，忌骑自行车、久坐、性生活过频。

【临床疗效】 此方配合青冰膏外治慢性前列腺炎 50 例，显效（临床症状基本消失，直肠指检前列腺恢复正常，无压痛和硬结；前列腺液镜检白细胞或脓细胞数 <10 个/高倍视野，或较治疗前下降 70% 以上，B 超检查提示正常）24 例，有效（临床症状好转，直肠指检前列腺较治疗前缩小、轻压痛、硬结软化；前列腺液镜检白细胞和脓细胞数 10~30 个/高倍视野，或较治疗前下降 50%~60%）19 例，无效（临床症状、体征等未见改善）7 例。

【验方来源】 陈全寿，廖伟森. 中药外治慢性前列腺炎 50 例疗效观察 [J]. 浙江中医杂志，2000（2）：50.

按：慢性前列腺炎病因病机有四：一为外阴不洁，污浊之物循前阴而入，聚于前列腺日久而致感染；二为湿热内蕴，移于下焦，气化失常所致；三为脏腑功能虚弱，房事过度，嗜酒过度，致脾肾不足，阴阳暗亏，气化无权而成；四为骑自行车、久坐损及前列腺，气血瘀阻于局部。因此，治以清热解毒、散除湿邪、活血行瘀的坐浴方，凭借热力将药效透入皮肤，直接作用于患部，可增加前列腺血液循环，并有助于前列腺液分泌物排泄，减少刺激症状，促进炎症吸收。青冰膏外涂会阴具有清热开窍、吸湿解毒、祛瘀消结之效，借姜汁辛温透达之力，冰片辛开走窜之性，携药效直达病所，发挥效能，更使气化窍开，湿热解，瘀结消，症状缓解。

参草灌肠方

【药物组成】　肉桂 10 g，牛膝、丹参、鱼腥草各 30 g，莪术 20 g。

【适用病症】　慢性前列腺炎。

【用药方法】　每天 1 剂，加水 1 000 mL，煎取药液 200 mL，去渣，装入输液瓶内，封盖，高温消毒备用。每晚睡前排空大便，将药液装入灌肠器内，患者侧卧位，灌入肛门内，保留一段时间。15 次为 1 个疗程，一般治疗 1~3 个疗程。

【临床疗效】　此方灌肠治疗慢性前列腺炎 50 例，显效（临床症状消失，前列腺液镜检各项指标恢复正常）12 例，有效（临床症状基本消失或明显减轻，前列腺液镜检卵磷脂小体增加，白细胞、脓细胞明显减少）36 例，无效（临床症状、前列腺液镜检各项指标均无改善）2 例。总有效率 96%。

【验方来源】　朱键堂，周学锋. 中药灌肠治疗慢性前列腺炎 50 例 [J]. 山东中医杂志，1997，16（4）：162.

按：慢性前列腺炎多由湿热内蕴、瘀浊阻滞、肾精亏损所致。现代医学认为，本病的发生是前列腺炎症水肿，纤维组织增生，腺管堵塞，分泌物淤积和局部微循环障碍，病原微生物感染引起的。由于前列腺与直肠的解剖位置相邻，局部有丰富的血管连通，故中药保留灌肠能起到局部活血化瘀、促进药物吸收的作用。参草灌肠方中的牛膝补益肝肾，活血散瘀；鱼腥草清湿热，消痈痛；丹参、莪术有较强的活血化瘀、攻逐积滞作用；肉桂可暖腰肾，通血脉，鼓动肾与膀胱的气化作用。现代药理研究证明，益气补肾药能调整机体的免疫功能，增强抗病能力；活血化瘀药可扩张血管，增加血流量，改善微循环，抑制结缔组织增生，促进炎症吸收，疏通腺管，消散分泌物；清热利湿药有显著的抗菌作用，对多种病原微生物有抑制和杀灭作用。诸药合用，益气补肾、活血通瘀并举而扶正，佐以清利之法而祛邪，用于治疗慢性前列腺炎疗效满意。

前 列 散

【药物组成】 黄芪5份，附子4份，川芎3份，大黄、黄柏各2份，马钱子、冰片各1份。

【适用病症】 慢性前列腺炎。临床表现为尿频、尿急、尿痛及余沥不尽、尿后滴白，会阴部胀痛，或伴腰背酸痛，全身症状可有头晕乏力、失眠等。

【用药方法】 上药按比例配制，焙干研末，瓶装密闭备用。常规消毒脐部及四周皮肤，然后取前列散10 g，用75%酒精调匀，填入脐孔，外用麝香止痛膏固定，24小时后取下。隔天治疗1次，10次为1个疗程，每个疗程间隔7天。共治疗3个疗程。

【临床疗效】 此方治疗慢性前列腺炎81例，治愈（临床症状消失，3 次前列腺液镜检正常，B 超检查及直肠指检基本正常）22 例，好转（临床症状改善，前列腺液镜检白细胞 < 10 个/高倍视野，卵磷脂 > 10 个/高倍视野，脓细胞消失，B 超检查示及直肠指检示轻度炎性改变）54 例，无效（治疗前后症状、检查无变化）5 例。总有效率 93.83%。

【病案举例】　项某，男，37 岁。3 年前开始出现尿频、尿痛，排尿后尿道口滴白，会阴部坠胀不适，腰骶酸痛，性功能减退，近半年来时有头晕乏力。曾经微波、射频、药物局部注射等治疗无效。前列腺液镜检白细胞 28 个/高倍视野，卵磷脂 2 个/高倍视野；化验：脓细胞（++）；直肠指检：前列腺 I 度肿大、压痛、表面有结节感；B 超检查：慢性前列腺炎。取前列散剂，每次 10 g，敷脐。1 个疗程后主要症状消失，唯余会阴坠胀感和头晕、乏力、性功能减退。疗程间隔 7 天后，依次进行第 2、3 个疗程治疗，临床症状全部消失。前列腺液镜检、直肠指检、B 超复查均基本正常，性功能也明显好转。续服填精益髓、补肾壮阳中药汤剂调理 1 月余，性功能恢复如常。

【验方来源】　高翔，刘伟，金贤为. 中药敷脐治疗慢性前列腺炎 81 例观察［J］. 新中医，1999，31（3）：14.

按：慢性前列腺炎的发病机制多为嗜食肥甘，酿成中焦湿热，流注下焦；或房劳不节，肾气虚衰，六淫之邪，乘虚入侵，日久则气血瘀结，损及肝肾。其病在膀胱，其本在脾肾两亏，其标为湿热下注。治以补益脾肾、活血化瘀、清热利湿为主。因前列腺解剖结构特殊，常规给药途径难以奏效，所以采用敷脐给药。药物敷脐疗法有助于药物直接透达病变区域，通过药物不断刺激穴位，以疏通经络，调和气血，调整脏腑阴阳。治疗同时需注意以下几项：严格消毒，细致敷药，束紧固定，及时观察。如极个别患者出现头晕，脐周皮肤过敏或水泡，需延长治疗间隙。同时戒酒禁欲，饮食清淡，多饮茶水。

慢性前列腺炎及前列腺增生验方

复方棕榈根散

【药物组成】 棕榈根、败酱草、土茯苓、丹参各 30 g，石韦、茯苓、泽泻、淫羊藿、仙茅、瞿麦、生地黄、熟地黄各 15 g，金银花、连翘、柴胡、炮穿山甲（代）各 10 g，龙胆草、甘草各 5 g。

【适用病症】 慢性前列腺炎及前列腺增生。

【用药方法】 每天 1 剂，水煎，分早、晚服。1 个月为 1 个疗程。

【临床疗效】 此方治疗慢性前列腺炎及前列腺增生 128 例，临床治愈（临床症状消失，无尿频、尿急、尿后余沥，B 超检查或触诊前列腺缩小）51 例，显效（临床症状明显减轻，但 B 超检查或触诊前列腺缩小不明显）43 例，有效（临床症状有所改善）32 例，无效（临床症状、体征均无改善）2 例。总有效率 98.4%。

【病案举例】 刘某，男，30 岁。尿急、尿痛、尿后余沥，少腹隐隐坠痛 2 年余，时轻时重，重则血尿、尿道有炎性分泌物，性功能低下。经 B 超检查：前列腺炎、前列腺增生。尿常规检查有红细胞、脓细胞。先后经青霉素、先锋霉素、头孢曲松等治疗无效，改求中医诊治。予复方棕榈根散 10 剂，药后症状消失，小便通畅，性功能好转，再服 10 剂病愈。

【验方来源】 谢志豪，叶林夫. 复方棕榈根散治疗慢性前列腺炎及肥大 128 例 [J]. 浙江中医杂志，1999（12）：540.

按：中医学将慢性前列腺炎与前列腺增生归属淋证、癃闭范畴。复方棕榈根散中以棕榈根利水消肿、化瘀通淋为主药；另辅以败酱草、土茯苓、金银花、连翘清解热毒；泽泻、甘草、柴胡、龙胆草、石韦、瞿麦利尿通淋，泄肝胆之火；丹参、炮穿山甲（代）活血化瘀，散结通络；生地黄、熟地黄、仙茅、淫羊藿补肾阴，壮肾阳，扶正祛邪。诸药合用，共奏活血化瘀、利尿通淋、清热解毒、补肾扶正之功，用于治疗慢性前列腺炎与前列腺增生，效佳。

慢性前列腺炎合并内痔及下尿路感染验方

益气化滞汤

【药物组成】 黄芪 60 g，升麻、柴胡、陈皮、小茴香、琥珀末（冲服）各 5 g，党参、白术、土茯苓、赤小豆、玉米须、泽泻、石韦、萆薢各 15 g，当归、黄柏、槐花、炙甘草各 10 g。

加减：若大便秘结者，加火麻仁（打）30 g，瓜蒌仁 15 g；大便出血者，加地榆炭 5 g；小便出血者，加大蓟、小蓟各 15 g。

【适用病症】 慢性前列腺炎合并内痔及下尿路感染。临床表现为尿后余沥、尿频、尿急，或尿末滴白色黏液，会阴部、少腹部、腰骶部坠胀、拘急酸痛，气短纳呆，大便秘结，便时或便后间歇出血，或便时脱肛。直肠指检：前列腺稍大，轻度触压痛，或可触及硬结节或条索状肿块。前列腺液镜检：卵磷脂小体减少或消失，脓细胞（ + ～ ++）。肛肠科检查可见数目不等的 I、II 期内痔。

【用药方法】 每天 1 剂，水煎服。1 个月为 1 个疗程。注意忌食膏粱厚味，戒手淫，节房事。

【临床疗效】 此方加减治疗慢性前列腺炎合并内痔及下尿路感染 40 例，痊愈（临床症状消失，直肠指检前列腺无触痛、无结节，前列腺液镜检复查 3 次阴性，卵磷脂小体明显增加，大便后无便血、无脱肛、无坠胀感）29 例，有效〔临床症状改善，前列腺液镜检较前好转，但仍见卵磷脂小体减少，脓细胞少量或

（＋），且大便脱肛、坠胀改善］10 例，无效（大、小便症状和前列腺液镜检皆无改善）1 例。总有效率 97%。

【病案举例】　陈某，男，45 岁，已婚。3 个月前自觉尿频、尿急、尿痛有余沥感，会阴及腰骶部酸痛，曾服西药治疗无效。诊见：近 2 周来上述症状加重，且大便秘结，便时出血，脱肛，疼痛难忍，伴见体倦神疲，纳呆，消瘦，舌淡，苔白，脉弱。前列腺液镜检：卵磷脂小体极少，脓细胞（＋＋）。肛肠科检查可见有 2 个内痔并出血。西医诊断为慢性前列腺炎。中医诊断为淋浊。证属脾气下陷。治宜健脾益气，举陷除湿。以益气化滞汤去陈皮、白术、泽泻、玉米须、苇茎、当归，加地榆炭 5 g，小蓟 15 g，火麻仁（打）30 g。治疗 4 周后，自觉症状消失，前列腺液镜检复查 3 次正常，肛肠科检查内痔也已消失。嘱服补中益气丸半个月，每次 10 g，每天 2 次，以巩固治疗。随访半年未见反复。

【验方来源】　张国铿. 自拟益气化滞汤治疗慢性前列腺炎合并内痔及下尿路感染 40 例疗效观察［J］. 内蒙古中医药，2003（3）：11.

按：慢性前列腺炎归属中医学淋浊、早泄、遗精、白淫等范畴。其病因多见嗜酒、骑自行车等导致瘀血内阻，或因长期手淫、房事不节，致下元虚惫，湿热之邪乘虚入肾，下注膀胱，肾气亏虚，瘀血阻滞。久病之后，湿热伤及脾肾，脾气下陷而不化湿，故少腹、会阴、肛门周围疼痛且坠胀。而大便难解且内痔频发，也应责之于中气下陷，升举固摄无权。因此，本病为本虚标实之证。若单纯补虚固本，则局部标实症状难解；单纯清热利湿除标，恐正气受伐，本虚加重，易于反复。益气化滞汤在补中益气汤之基础上，加琥珀末以化滞，槐花清大肠热，黄柏清相火，泽泻、土茯苓化湿，使二便得通。

慢性前列腺炎伴情绪障碍验方

排郁愈炎汤

【药物组成】 丹参 15 g，炮穿山甲（代）、赤芍、王不留行、红花、红藤、败酱草、百合、龙骨、牡蛎、生地黄、柴胡各 10 g。

加减：尿道刺痛明显者，加黄柏、琥珀末、车前草各 10 g。

【适用病症】 慢性前列腺炎伴情绪障碍。临床表现为不同程度的尿频、尿急、尿痛、排尿不尽、排尿困难及尿后滴白等症状，而且睾丸及会阴部、腰背等呈游走性疼痛，性功能障碍，并伴有忧愁思虑、失眠恐惧、自卑等。前列腺液镜检：白细胞＞10个/高倍视野。

【用药方法】 每天 1 剂，水煎 2 次，分早、晚服。并可配合西药治疗。1 个月为 1 个疗程。

【临床疗效】 此方加减治疗慢性前列腺炎伴情绪障碍 30例，临床治愈（临床症状消失，前列腺局部压痛消失，精神、情绪状况及前列腺液镜检正常）20 例，有效（精神、情绪状况改善，排尿症状好转，且疼痛减轻，前列腺液镜检白细胞减少，卵磷脂小体增加）7 例，无效（临床症状、实验室检查及精神、情绪状况与治疗前比较无变化）3 例。总有效率 90%。

【验方来源】 张建华. 中西医结合治疗慢性前列腺炎伴情绪障碍 30 例 [J]. 湖南中医杂志，2003，19（1）：43.

按：慢性前列腺炎是男性生殖系统疾病中最常见的感染性疾

病之一。由于前列腺特殊的解剖位置及特点，有利于尿道细菌进入前列腺，而炎性分泌物不易排出，加之前列腺上皮有脂膜存在，且病灶周围易纤维化，致使抗菌药物不易弥散进入前列腺腺泡，从而导致慢性前列腺炎较难治疗。由于炎症反应及后尿道、盆底肌肉神经机能障碍，可出现一系列排尿刺激征和慢性肌肉疼痛症状，久而久之，对患者心身造成损害而出现情绪障碍，临床上主要表现为情绪低落，精力减退，疑病妄想，焦虑、恐惧及自主神经功能紊乱，从而使本病更加复杂难治和易复发。本病属中医学淋浊范畴。多因湿热之邪久郁不除，致脉络瘀阻，排泄不畅而出现瘀浊阻滞。而瘀浊阻滞，久治难愈，致使肝气郁结，肝失调达，耗伤心血，心神失养而出现一系列情绪障碍等症状。排郁愈炎汤中的炮穿山甲（代）、丹参、赤芍、王不留行、红花软坚散结，祛瘀通络；红藤、败酱草清热解毒排浊；柴胡疏肝解郁通络；龙骨、牡蛎、百合、生地黄安神解郁。诸药合用，共奏祛瘀通络、疏肝解郁之功，可改善前列腺微循环，达到抗菌消炎、恢复神经功能的目的。

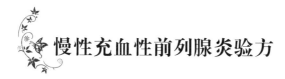

慢性充血性前列腺炎验方

萆薢薏仁利湿化瘀汤

【药物组成】　萆薢、牛膝、当归、石菖蒲、王不留行各15 g，泽泻、乌药、黄柏、乳香、没药、皂角刺、泽兰各10 g，车前子、丹参、薏苡仁各20 g。

【适用病症】　慢性充血性前列腺炎。临床表现为尿道滴白，尿频、尿急，排尿不畅，腰部酸痛不适，小腹、会阴、睾丸、腹股沟等部位胀痛，性功能障碍，可伴有失眠，头晕耳鸣、乏力等。直肠指检：前列腺饱满、压痛或体积缩小、质硬等。前列腺液镜检白细胞 >10 个/高倍视野，卵磷脂小体减少或消失。

【用药方法】　每天 1 剂，水煎取药液 200 mL，分早、晚服，每次 100 mL。另配合直肠灌注（药用大黄、川楝子、红花、赤芍各 20 g，败酱草、牡丹皮、野菊花、白头翁、槟榔各 30 g，黄柏、王不留行各 40 g，蒲公英 60 g），水煎取药液 100～200 mL，待温度降至 38 ℃，每天灌肠 1 次，保留 30 分钟至 1 小时。10 天为 1 个疗程。需行第 2 个疗程者，休息 3 天后开始。

【临床疗效】　此方加减治疗慢性充血性前列腺炎 54 例，痊愈（临床症状完全消失，连续 2 次以上前列腺液镜检白细胞 <10 个/高倍视野，卵磷脂小体增加。直肠指检前列腺肿大、压痛、硬节消失）35 例，显效（临床症状明显减轻，连续 2 次以上前列腺液镜检白细胞较前减少 1/2，卵磷脂小体增加，直肠指检前列腺肿大消退、压痛、质地改善）15 例，无效（临床症状、

前列腺液镜检、直肠指检均无变化）4例。总有效率92.5%。

【验方来源】 李春蓉，贺心芸. 中药配合直肠灌注治疗充血性前列腺炎的临床观察 [J]. 湖北中医杂志，2003，25（1）：31.

按：慢性充血性前列腺炎属中医学精浊范畴。湿热毒邪是本病的发病基础，由于湿性黏滞，故病程较长。若湿热毒邪入络入血而致血瘀为患，治以萆薢薏仁利湿化瘀汤清热利湿、解毒活血化瘀为主。但由于前列腺管弯曲细长，与尿道成直角，造成腺体分泌排出困难，又因屏障因素，很多药物难以透过前列腺包膜进入腺体组织，故而影响疗效。因此，采用直肠给药，药力可通过局部渗透作用而进入前列腺体，并达到较高的药物浓度。中药灌肠方可扩张血管，促进新陈代谢，消除水肿，促进腺体分泌，缓解盆骶肌群功能紊乱状态。现代药理研究表明，清热解毒类药具有抗感染、防止细菌扩散，抗增生和抗渗出的作用，有利于增强前列腺抗感染能力，促进炎症吸收。

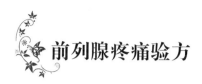

前列腺疼痛验方

祛瘀通络汤

【药物组成】 炮穿山甲（代）（先煎）12 g，三棱、莪术各 10 g。

加减：兼有小便频急，或有排尿不尽感，口苦尿黄者，加黄柏 12 g，甘草梢 15 g，灯心草 3 ～ 5 扎，蒲公英、败酱草各 30 g，木通 10 g；尿道有白色分泌物溢出者，加萆薢 15 g，石菖蒲 10 g，乌药 9 g；腰部疼痛明显，或腰膝酸软者，加续断、怀牛膝各 15 g，千斤拔、五爪龙各 30 g；单纯表现为会阴、睾丸、腹股沟、腰腹部胀痛或隐痛不适者，加荔枝核、丝瓜络各 30 g，川楝子、浙贝母各 12 g，延胡索、木通各 10 g。

【适用病症】 前列腺疼痛。临床表现为会阴、睾丸、腹股沟、腰骶部胀痛或隐痛不适等。

【用药方法】 每天 1 剂，水煎服。并嘱忌食醇酒、烧腊、辛辣刺激之品。2 周为 1 个疗程。

【临床疗效】 此方加减治疗前列腺疼痛 117 例，疼痛消失（疼痛症状消失，停药 1 个月后随访不再出现前列腺疼痛症状）63 例，疼痛缓解（疼痛症状消失或减轻，停药 1 个月后随访再出现前列腺疼痛症状）39 例，无效（前列腺疼痛无改善）15 例。总有效率 87.2%。

【病案举例】 谭某，男，23 岁。近 2 年来常觉双侧睾丸坠胀隐痛，有时牵及两侧少腹部隐痛不适，伴有阴囊皮肤潮湿黏腻，小便色黄，舌质偏红、苔薄黄，脉弦涩。检查：外阴及睾丸发育正常，尿道口无白色分泌物；直肠指检：前列腺大小及中央沟正常，质柔韧，无明显压痛；前列腺液常规检查：白细胞（+++），卵磷脂小体（++）。中医辨证属下焦瘀滞，兼有湿热。治以祛瘀通络、清热利湿为主。方用祛瘀通络汤基本方加甘草梢 15 g，木通 10 g，黄柏 12 g，蒲公英、败酱草、丝瓜络各 30 g。7 剂。服药 1 剂后疼痛稍减；3 剂后疼痛消失。7 剂服完后无睾丸及少腹疼痛感觉。

【验方来源】 池建安，陈育忠，林少辉. 祛瘀通络法治疗前列腺疼痛 117 例 [J]. 新中医，2001，33（8）：47.

按：会阴、睾丸、腹股沟、腰骶部胀坠疼痛或隐痛不适是慢性前列腺炎患者常见的临床症状。中医学认为，胀责之于气，痛责之于血。前列腺位于下焦，腰骶、胯腹部及睾丸同属下焦范围。此处以胀坠疼痛为主要临床表现者，病机当属瘀血郁积下焦，局部经络气血瘀滞，治宜祛瘀通络以止痛。祛瘀通络汤主要用炮穿山甲（代）功专行血散结，善解郁消滞通经络；三棱、莪术祛瘀行气，消积散结。若腰骶部疼痛明显者，且兼有肾气亏虚，可在祛瘀通络基础上酌加补肾壮腰之续断、怀牛膝、千斤拔、五爪龙等，多能奏效。

细菌性前列腺炎验方

萆薢泽参汤

【药物组成】 萆薢、泽兰各 15 g，虎杖 30 g，金钱草、丹参、赤芍各 20 g，牛膝 12 g，琥珀 3 g，肉桂 6 g。

加减：睾丸痛者，加橘核、荔枝核；小便滴白者，加益智仁、乌药；湿热盛伴排尿困难者，加龙葵、白茅根、竹叶、滑石；早泄者，加莲须、芡实。

【适用病症】 细菌性前列腺炎。

【用药方法】 每天 1 剂，水煎服。4 周为 1 个疗程。并配合西药抗生素治疗。治疗期间应忌饮酒，节制辛辣刺激饮食。

【临床疗效】 此方加减治疗慢性前列腺炎 41 例，临床痊愈（临床症状消失，前列腺液检查连续 2 次以上正常）16 例，显效（临床症状基本消失，前列腺液检查连续 2 次以上白细胞较前减少 1/2 或 < 5 个/高倍视野）12 例，有效（临床症状减轻，前列腺液检查较前改善）8 例，无效（临床症状及前列腺液检查均无改善）5 例。总有效率 87.8%。

【验方来源】 屈汉寅. 中西医结合治疗慢性细菌性前列腺炎 41 例［J］. 江苏中医杂志，2000，21（8）：33.

按：细菌性前列腺炎多发生于青壮年，致病菌有多种。各种因素引起的前列腺充血，如过度饮酒、性刺激和会阴部损伤等会成为细菌侵入的良好环境。中医学认为，本病主要病机为湿热邪毒蕴结，精血瘀滞，病久导致肾气虚弱。萆薢泽参汤中的萆薢、泽兰、虎杖、金钱草清热利湿解毒；丹参、赤芍、牛膝、琥珀等活血药改善微循环，减轻炎症反应，从而增加抗生素的效应，促进炎症病灶的消退；肉桂温肾散寒，且能蒸动膀胱气化，以利水湿。诸药合用，热清湿除，气血通畅，炎症得以消除。

保 列 康

【药物组成】　白花蛇舌草 30 g，苦参、黄柏各 20 g。

【适用病症】　细菌性前列腺炎。临床表现为会阴部不适、灼热疼痛或隐痛、坠胀，小便淋漓和便后滴白。前列腺液镜检：白细胞 >10 个/高倍视野；细菌培养为阳性。

【用药方法】　每天 1 剂，加水浓煎至 100～150 mL，待温度适中后保留灌肠，每晚 1 次。同时配合口服西药洛美沙星每次 0.2 g，每天 3 次。2 周为 1 个疗程，治疗 2 个疗程。

【临床疗效】　此方治疗细菌性前列腺炎 42 例，治愈（临床症状消失，前列腺液镜检正常，细菌培养无菌生长）31 例，好转（临床症状较治疗前减轻，前列腺液镜检白细胞较前减少，细菌培养少量细菌）10 例，无效（临床症状和前列腺液检查无变化）1 例。总有效率 97.8%。

【验方来源】　孙界平. 中西医结合治疗细菌性前列腺炎 42 例［J］. 湖北中医杂志，2000，22（12）：13.

按：细菌性前列腺炎属中医学淋证范畴。中医学认为，本病多与性交不洁和湿热内侵有关。保列康具有清热解毒、凉血消肿的功效，白花蛇舌草、苦参、黄柏均具有较强的抗菌作用，采用浓缩中药保留灌肠，可以使药效直达病所，使局部药液有效浓度升高，对改善微循环，加强局部组织的新陈代谢，软化纤维组织，调整局部生理机能，促进前列腺的炎症消退，加快腺体组织的修复，均起到了积极有效的作用。

二参二草二苓汤

【药物组成】 土茯苓、苦参、黄柏、鱼腥草、茯苓、薏苡仁、丹参、益母草、牛膝、熟地黄、菟丝子各 15 g，泽泻 6 g。

【适用病症】 细菌性前列腺炎。

【用药方法】 每天 1 剂，水煎取药液 300 mL，分早、晚服。并配合外用方（苦参、野菊花、马齿苋、鱼腥草、紫草、赤芍各 20 g），水煎坐浴，每天 1 次，每次 30 分钟。30 天为 1 个疗程。

【临床疗效】 此方加减治疗细菌性前列腺炎 40 例，治愈（临床症状、体征消失，前列腺液常规病原学检查阴性）29 例，有效（临床症状、体征明显减轻或消失，前列腺液常规病原学检查接近正常）9 例，无效（临床症状、体征存在或反复出现，前列腺液常规病原学检查不正常）2 例。总有效率 95%。

【验方来源】 江浩，吴淑海，黄雪莲. 清热解毒活血法治疗慢性细菌性前列腺炎 40 例观察 [J]. 甘肃中医，2003，16（5）：48.

按：细菌性前列腺炎是由细菌感染所引起的前列腺慢性炎症。本病属中医学淋证范畴。其发生多因脾虚肝郁，化湿生热，湿热邪毒蕴结，加之房事不节，肾气亏虚，湿热毒邪下注所致。病机为本虚标实，湿热毒邪为害。治宜清热燥湿解毒、活血化瘀为主，佐以补肾利尿。二参二草二苓汤中的土茯苓、苦参、黄柏、鱼腥草均为清热解毒泻火良药，具有抗菌消炎作用，其中土茯苓长于祛湿，苦参、黄柏长于燥湿，鱼腥草长于排脓利尿；茯苓、薏苡仁、泽泻利水渗湿，又健脾泄热，通过利尿使前列腺中的病原菌和炎性渗出物、坏死组织从尿道随尿液排出；熟地黄、菟丝子助肾阳、滋肾阴，扶助正气，提高机体的免疫能力；丹参、益母草、牛膝活血化瘀，清热消肿，牛膝又可补益肝肾。配合外用方坐浴，可提高了药物渗透能力，使前列腺中的有效药物浓度升高，并促进炎性分泌物的吸收和排泄。

慢性非细菌性前列腺炎验方

参术金铃利湿活血汤

【药物组成】 川楝子、郁金、延胡索、丹参、莪术、王不留行、牛膝、野菊花、蒲公英、黄柏、车前子、生地黄、瞿麦。（原方无药量）

加减：尿道灼热刺痛者，加木通、石韦；尿道发痒者，加白鲜皮；滴白者，加海金沙。

【适用病症】 慢性非细菌性前列腺炎。临床表现为排尿异常，伴有会阴等部位疼痛，性功能障碍。前列腺液镜检：白细胞>10 个/高倍视野，卵磷脂小体减少。细菌培养阴性。

【用药方法】 每天 1 剂，水煎分 3 次服。并配合坐浴（由金银花、连翘、蒲公英、白芷、大黄、苦参、当归、红花、败酱草组成，加水煎取药液 2 000 mL，温度在 45 ℃左右时坐浴 30 分钟，隔天 1 次。20 天为 1 个疗程，一般治疗 3 个疗程）。治疗期间节制性生活，忌辛辣刺激之品，避免会阴部长时间挤压摩擦。

【临床疗效】 此方加减治疗慢性非细菌性前列腺炎 30 例，痊愈（自觉症状消失，前列腺液镜检连续 2 次白细胞<6 个/高倍视野，卵磷脂小体 75% 以上）13 例，有效（自觉症状减轻，前列腺液镜检白细胞<10 个/高倍视野，卵磷脂小体 25% 以上）12 例，无效（治疗前后症状无好转）5 例。

【病案举例】 汪某，男，27 岁。半年前曾因小便后滴白、腰膝酸软、阴囊潮湿、不育，经检查确诊为慢性前列腺炎，口服抗生素等药后无明显改善。诊见：小便滴沥不尽，尿后有白浊物滴出，阴囊及肛周潮湿，下腹部、会阴部胀痛，腰膝酸软，舌质暗淡、苔微黄腻，脉沉细。前列腺液镜检：pH 7.0，白细胞 25 个/高倍视野，卵磷脂小体（++），上皮细胞（+），细菌培养（－）。西医诊断为慢性前列腺炎（非细菌性）。中医诊断为淋浊，证属气滞血瘀。治以行气活血为主，兼用清利湿热之法。方用参术金铃利湿活血汤加减：川楝子、郁金、延胡索、莪术、王不留行、黄柏、瞿麦、海金沙各 10 g，丹参 15 g，牛膝 20 g，野菊花、蒲公英各 12 g，车前子 9 g。并配合坐浴法（金银花、连翘、蒲公英、败酱草、桔梗各 30 g，白芷、大黄、苦参各 15 g，红花 10 g）。坐浴方法同上。治疗 1 个疗程后，阴囊及肛周潮湿、下腹部及会阴部胀痛消失，其余症状均有减轻。前方去延胡索、车前子，加杜仲、萆薢各 15 g，继续治疗 2 个疗程后，诸症状悉除。前列腺液镜检：pH 6.5，白细胞 9 个/高倍视野，卵磷脂小体（+++），上皮细胞（+）。1 年后其妻已怀孕。

【验方来源】 桂文进. 中药治疗非细菌性前列腺炎 30 例[J]. 江西中医药，2003，34（4）：24.

按：慢性前列腺炎属于中医学精浊、淋证等范畴。因尿道中常有白色分泌物溢出及尿频、尿痛、排尿不畅、淋沥不尽等症状，除与湿热邪毒蕴结下焦及瘀血阻滞经络等有关，还与过度饮酒和过食辛辣刺激性食物，以及性生活频繁等密切相关，症状复杂，缠绵难愈。治以行气活血、清利湿热为主的参术金铃利湿活血汤口服，更结合外用药煎取药液坐浴，可使药物直达病所，增强局部血液循环。采用内外合治的方法治疗本病，可获得较好的疗效。

前列康复汤

【药物组成】 车前子、菟丝子、金樱子、覆盆子、王不留行各 15 g，川牛膝、甘草、猪苓、木通各 6 g，茯苓 9 g，白花蛇舌草 30 g，炮穿山甲（代）10 g，乌药 12 g。

【适用病症】 慢性非细菌性前列腺炎。临床表现为尿道不适，尿频、尿急、尿痛，尿后滴沥，小腹、会阴、睾丸胀痛，腰骶酸痛，性欲低下，阳痿早泄，头昏失眠等。直肠指检：前列腺较饱满，质地稍硬，有轻度压痛。前列腺液常规检查：白细胞增多，卵磷脂小体减少或消失。细菌涂片及培养均为阴性。B 超检查：前列腺炎症反应。

【用药方法】 每天 1 剂，水煎服。并配合西药治疗及前列腺按摩 1～2 周 1 次，结合温水坐浴，每晚 1 次，每次 15～20 分钟。

【临床疗效】 此方配合西药等治疗慢性非细菌性前列腺炎 64 例，治愈（临床症状消失，直肠指检前列腺正常，前列腺液常规检查正常，B 超检查前列腺无炎症反应）32 例，有效（临床症状好转，前列腺液常规检查正常，B 超检查前列腺无炎症反应）24 例，无效（临床症状无改善或稍有改善，直肠指检前列腺病变无改善，前列腺液常规检查异常，B 超检查前列腺仍有炎症反应）8 例。

【病案举例】 姜某，男，29 岁。半年来尿道不适，尿频、尿急，尿后余沥，下腹和会阴部隐痛，性欲减退，早泄。直肠指检：前列腺轻度肿大，质稍硬，轻度压痛。前列腺液常规检查：白细胞 30 个/高倍视野，卵磷脂小体消失。细菌涂片及培养均阴性。B 超检查：前列腺有炎症反应。西医诊断：慢性非细菌性前列腺炎。服用前列康复汤，每天 1 剂；并配合西药环丙沙星等治疗；前列腺按摩每周 1 次；温水坐浴每天 1 次，每次 20 分钟。治疗 2 周后，尿频、尿急、尿后余沥消失，唯尿道稍有不适，会阴下坠感。前列腺液常规检查：白细胞少许，卵磷脂小体（++）。继续治疗 1 个月诸症状皆除，性生活恢复正常。前列腺液复查：白细胞少许，卵磷脂小体（++++）。B 超复查：无炎症反应。随访 1 年未复发。

【验方来源】　崔涛. 中西医结合治疗慢性非细菌性前列腺炎 64 例［J］. 新中医，2001，33（6）：64.

按：慢性非细菌性前列腺炎为男科常见病，属中医学白淫、精浊范畴。肾亏、湿热、瘀血是其主要病理因素。前列康复汤中以菟丝子、金樱子、覆盆子等益肾涩精，其中菟丝子不仅益阴，且能扶阳，温而不燥，补而不滞，与车前子相配，可泄肾中虚火，能导败精之流注，为方中主药；茯苓、车前子、白花蛇舌草清利导浊；猪苓、木通清热利尿；川牛膝活血化瘀，引血下行，利水通淋，且补肝肾，强腰膝；王不留行、炮穿山甲（代）活血化瘀，消肿止痛；乌药气化膀胱而解小腹之痛；甘草和中解毒，引诸药直趋精室。诸药合用，共奏补肾固精、化瘀导浊、清热消炎之功。再结合西药、前列腺按摩、温水坐浴等，改善局部血液循环，消炎止痛，促进疾病的痊愈。

通淋祛浊汤

【药物组成】　地肤子、黄芪、红藤、白花蛇舌草各 30 g，萆薢、败酱草各 20 g，炮穿山甲（代）、党参、川牛膝、威灵仙、王不留行各 15 g，小茴香、白芥子各 6 g，琥珀（冲服）、甘草各 3 g。

加减：湿热甚、苔黄腻者，加黄柏、蒲公英、虎杖；尿道涩痛明显者，加木通、石韦；睾丸、附睾疼痛者，加荔枝核、乌药；血虚者，加当归；便秘者，加大黄；血精者，加白茅根、藕节；前列腺腺体硬、会阴刺痛者，加三棱、莪术；若肾阴虚见舌红、口干、脉细数者，加女贞子、龟板；肾阳虚明显见舌淡、畏寒、阳痿者，加鹿茸、肉苁蓉。

【适用病症】　慢性非细菌性前列腺炎。临床表现为腰骶部、下腹部、腹股沟、精索、睾丸、附睾不适或胀痛，尿道口灼热刺痛或排尿不尽，尿末或大便时尿道有白色黏性分泌物，常伴有性功能异常或不育。直肠指检：前列腺局部有压痛或正常。前列腺液镜检：白细胞 >10 个/高倍视野，卵磷脂小体减少或消失。细菌涂片及培养均为阴性。B 超检查：前列腺内部回声不均匀，提示有炎症反应。

【用药方法】　每天 1 剂，水煎 3 次，前 2 次分早、晚服；第 3 次煎取药液适量，加芒硝 15 g，于睡前趁热先熏后坐浴 30 分钟。2 周为 1 个疗程，治疗 2～3 个疗程。服药期间忌饮醇酒、食辛辣刺激之品，避免房事。

【临床疗效】　此方加减治疗慢性非细菌性前列腺炎 88 例，痊愈（临床症状消失，直肠指检前列腺正常，前列腺液镜检正常，B 超检查前列腺无炎症反应）49 例，有效（临床症状好转，直肠指检前列腺有改善，前列腺液镜检白细胞减少或正常）33 例，无效（临床症状、直肠指检前列腺病变、前列腺液镜检、B 超检查均无明显改善）6 例。总有效率93.2%。

【病案举例】　李某，男，36 岁。近 2 年来经常尿频、尿急，尿道有灼热感，曾多次按泌尿系统感染用抗生素治疗，效不佳。诊见：会阴部坠胀，时有刺痛，每于大便努责时尿道口有滴白现象，舌质暗、苔白腻，脉滑数。前列腺液镜检：白细胞增多成堆；细菌涂片及培养均为阴性。西医诊断：慢性非细菌性前列腺炎。中医辨证属湿浊热毒，瘀血阻滞。方用通淋祛浊汤去萆薢、党参，加蒲公英 30 g，芒硝（另包）15 g。治疗 1 周后症状明显缓解。继续治疗3周，诸症状消失。直肠指检：前列腺体软、无触痛。前列腺液镜检及B超检查均无异常。随访2年无复发。

【验方来源】 张书祥. 通淋祛浊汤治疗慢性非细菌性前列腺炎88例［J］. 江苏中医杂志，2003，24（2）：33.

按：慢性非细菌性前列腺炎属中医学淋证、精浊范畴。湿热、邪毒、瘀血是本病的主要致病因素。由于本病的病位乃肝经所过，厥阴经脉瘀阻，湿热、邪毒久羁不去，与痰饮、瘀血互结，脉络不畅，肾失气化，而致肾虚夹有湿热痰瘀之证。故治宜利湿通淋、化瘀散结、固肾祛浊为主。通淋祛浊汤中的地肤子、败酱草、白花蛇舌草、红藤清热利湿、通利下焦；炮穿山甲（代）、琥珀、威灵仙、王不留行活血散瘀、软坚散结、通窍开闭；萆薢利湿祛浊；小茴香、白芥子温化痰湿、散结止痛；黄芪、党参补气以助气化；川牛膝引药下行，直达病所。诸药合用，标本兼顾，祛邪而不伤正，更兼以外用使药力渗于肌肤腠理，清热解毒，疏通脉络，从而有内外合治之功。

三黄熏洗方

【药物组成】 大黄、黄柏、黄连各30 g，野菊花20 g，血竭、苏木各10 g，赤芍、芒硝各25 g。

【适用病症】 慢性非细菌性前列腺炎。

【用药方法】 每天1剂，将上药（除芒硝外）加水2 500 mL，煮沸后再煎20分钟，将芒硝倒入药液中溶解。先利用药液蒸汽熏蒸会阴部，待药液温度稍降后坐盆浸洗，每剂可用2~3次（加热后再用）。20天为1个疗程。

【临床疗效】 此方熏洗治疗慢性非细菌性前列腺炎68例，治愈（临床症状消失，前列腺液常规检查3次均正常）29例，好转（临床症状改善，前列腺液常规检查白细胞＜10 个/高倍视野）28 例，无效（临床症状无缓解，前列腺液常规检查无改善）11 例。总有效率83.8%。

【病案举例】 李某，男，32 岁。诊见：3 年前出现会阴部、腰骶部及睾丸隐痛，伴尿频、尿急，尿色黄，尿道口滴白，内裤有斑渍，舌红、苔黄腻，脉沉。直肠指检：前列腺轻压痛。前列腺液常规检查：卵磷脂小体明显减少，白细胞＞10 个/高倍视野。曾经治疗无明显疗效，反复发作。使用熏洗方14 剂，适当休息后，症状逐渐减轻至消失。直肠指检：前列腺无压痛。前列腺液常规检查连续3 次正常。随访半年无复发。

【验方来源】 黄智峰，赖海标，钟亮，等. 熏洗疗法治疗慢性非细菌性前列腺炎68 例［J］. 新中医，2001，33（3）：56.

按：慢性非细菌性前列腺炎属中医白浊、淋证等范畴。治以清热解毒、理气活血、祛瘀通络之中药组成三黄熏洗方，煎汤熏洗局部，一方面通过热力作用，促进盆腔血液循环和淋巴循环，促使炎症吸收和消散，腺管通畅，利于分泌物排出。另一方面，药力渗入肌肤腠理，循经直达病所，清解热毒，疏通导管，祛除分泌物，并改善会阴、肛门、直肠、前列腺导管肌肉的紧张度，对神经系统起到良好的调节作用，进一步缓解症状。

慢性非淋菌性前列腺炎验方

慢 前 汤

【药物组成】 红藤、土茯苓、黄芪各 30 g，赤芍、丹参、王不留行、泽兰、黄连（姜汁炒）、野菊花各 15 g，萆薢 20 g。

加减：湿热重者，加龙胆草 10 g；阳虚者，加淫羊藿 15 g，肉苁蓉 10 g；阴虚者，加枸杞子 10 g，女贞子 20 g；疼痛较明显者，加延胡索 10 g，没药 6 g；胃脘不适者，加生姜 3 片，陈皮 6 g。

【适用病症】 慢性非淋菌性前列腺炎。临床表现为反复发作小腹部、会阴、睾丸部有胀痛不适感，轻度尿频，排尿或大便时尿道口有白色分泌物溢出，可伴有神疲、头晕、腰酸痛、性欲减退、早泄、阳痿、不育等。直肠指检：前列腺压痛。前列腺液镜检：白细胞 >10 个/高倍视野，卵磷脂小体明显减少。前列腺液培养解脲支原体、人型支原体、沙眼衣原体单项或多项阳性。

【用药方法】 每天 1 剂，水煎 2 次，分早、晚服。另将药渣再煎，冷却至 45 ℃ 左右，坐浴 15 ~ 30 分钟。1 个月为 1 个疗程。服药期间停用其他药物。

【临床疗效】 此方加减治疗慢性非淋菌性前列腺炎 69 例，治愈（临床症状、体征消失或明显改善，前列腺液培养病原体阴性，前列腺液镜检白细胞 <10 个/高倍视野）47 例，有效（临床症状、体征改善，前列腺液培养阴性，前列腺液镜检白细胞 >10 个/高倍视野）17 例，无效（临床症状体征和前列腺液镜检无改善，前列腺液培养仍阳性）5 例。总有效率 92.75%。

【验方来源】　吴伯聪，陆稚华，许建平，等．慢前汤治疗慢性非淋菌性前列腺炎 69 例［J］．上海中医药杂志，2003，37（9）：24．

按：慢性非淋菌性前列腺炎属中医学淋证、精浊、尿浊等范畴。多因湿热内蕴，久之经络阻痹，气滞血瘀而成，久病之后导致肾虚精亏。由于湿热内蕴，精室脉络痹阻，湿浊瘀热胶结，形成虚实夹杂的病机特点。治宜清热化湿，祛瘀通络。慢前汤中的丹参、赤芍、王不留行、泽兰活血通络、消散瘀血，还能利湿消肿，对改善会阴部疼痛和缩小肿大的前列腺起到较好的作用；红藤、土茯苓、野菊花、萆薢清热利湿、解毒化浊，对改善尿频滴白有较好效果；黄连泻火、燥湿、解毒，用姜汁炒以制其寒凉之性，防久服败胃；黄芪益气利尿，托毒排脓。现代药理研究证明，活血祛瘀药物能改变血液流变状态，改善微循环，改善组织营养，同时具有抗感染、消炎作用；清热解毒利湿药物有很好的抑菌作用；黄连有很强的抗微生物及抗原虫作用；黄芪能提高机体的免疫力和增强白细胞的吞噬作用，能稳定内环境，清除自由基。诸药合用，使前列腺局部血流灌注增加，长期充血得以改善，炎性分泌物得以排泄，支原体、衣原体亦被杀灭，随之各种症状消除。

非淋菌性尿道炎后前列腺炎验方

清热利湿祛瘀止痛汤

【药物组成】 败酱草、炙炮穿山甲（代）各 10 g，蒲公英、山药、车前草各 20 g，萆薢、土茯苓、苦参、丹参各 15 g，黄柏、川牛膝、甘草各 12 g。

加减：湿热盛者，加龙胆草 10 g，赤小豆 20 g；气滞血瘀者，加川楝子、桃仁、红花各 10 g；气血虚者，加黄芪、党参各 15 g；肾阴不足者，加鹿角胶（烊化）、山茱萸各 10 g，女贞子、枸杞子各 20 g，酌减土茯苓、车前草；肾阳虚者，加肉苁蓉、淫羊藿各 10 g，菟丝子、杜仲各 15 g，酌减黄柏、蒲公英。

【适用病症】 非淋菌性尿道炎后前列腺炎。临床表现为不同程度的尿道灼热、疼痛、异物感，晨起尿道口有分泌物，或尿末或解大便时尿道口有白浊液体溢出，会阴部有不适或痛感，阴茎痛，腰酸痛。直肠指检：前列腺有压痛或稍增大，或轻度硬结；前列腺液常规检查：脓细胞或白细胞＞10 个/高倍视野，前列腺卵磷脂小体≤（＋＋）/高倍视野；前列腺液培养可有支原体或衣原体阳性。

【用药方法】 每天 1 剂，水煎，分早、晚服。14 天为 1 个疗程，治疗 1～2 个疗程。同时加服阿奇霉素 500 mg，每天 1次。

【临床疗效】 此方加减治疗非淋菌性尿道炎后前列腺炎21例，治愈〔临床症状消失，直肠指检前列腺不肿大，压痛消除，前列腺液检查或培养支原体或衣原体阴性，前列腺液白细胞到 < 10 个/高倍视野，卵磷脂小体（++）/高倍视野以上〕19例，好转（临床症状基本消失，直肠指检前列腺缩小，压痛基本消除，前列腺液检查或培养支原体或支原体阴性，前列腺液白细胞减少，卵磷脂小体有所增加）2例。总有效率100%，治愈率90.48%。

【验方来源】　徐荣，李全庆. 中西医结合治疗非淋菌性尿道炎后前列腺炎21例〔J〕. 新中医，2001，33（10）：39.

按：非淋菌性尿道炎后前列腺炎，多因不洁性交引起非淋菌性尿道炎，因失治误治或不规则治疗，或病原体耐药，通过尿道逆行感染，致使前列腺发生炎症。中医学认为，本病是房事不洁，秽浊之邪侵入膀胱，酿成湿热，发为淋证。湿热蕴久，由下窍浸淫，留于精室，精浊混淆；湿热不得清利，相火不泄，精道气血瘀滞，而致湿热瘀结；久则伤及脾肾而致脾肾亏虚，形成前列腺炎以湿热瘀结为主，病久兼有脾肾亏虚的病机。清热利湿祛瘀止痛汤以败酱草、蒲公英清热解毒；黄柏、土茯苓、苦参、萆薢清热泻火，利湿降浊；车前草利水通淋；丹参、川牛膝祛瘀止痛，引药下行；炙炮穿山甲（代）通络行瘀消肿；山药健脾益肾；甘草调和诸药。诸药合用，共奏清热利湿、祛瘀止痛之功。现代药理研究证明，败酱草、蒲公英、苦参、黄柏、土茯苓等药具有不同程度的抗细菌、抗病毒和抗真菌的作用。临证可根据病情辨证加减，可获得较好的效果。

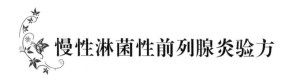

慢性淋菌性前列腺炎验方

活血清利汤

【药物组成】 丹参、瞿麦、女贞子各 20 g，莪术、王不留行、黄柏各 10 g，牛膝 15 g，败酱草、白花蛇舌草、生地黄、车前草各 30 g。

加减：尿道灼热刺痛者，加木通、石韦、知母；尿道发痒者，加白鲜皮；滴白者，加萆薢、海金沙；脓细胞较多者，加金银花、青天葵；少腹阴囊胀痛者，加川楝子、延胡索、荔枝核。

【适用病症】 慢性淋菌性前列腺炎。

【用药方法】 每天 1 剂，水煎 2 次，分早、晚服。20 天为 1 个疗程，治疗 3 个疗程。治疗期间戒海腥及辛辣温燥、酒之物。

【临床疗效】 此方加减治疗慢性淋球菌性前列腺炎 23 例，痊愈（临床症状消失，肛门指诊前列腺恢复正常，前列腺液镜检连续 2 次白细胞 <6 个/高倍视野，红细胞消失，卵磷脂小体 75% 以上，细菌培养淋菌转阴）14 例，有效（临床症状显著减轻，肛门指诊前列腺无明显肿痛，前列腺液镜检白细胞 >20 个/高倍视野，红细胞 <5 个/高倍视野，卵磷脂小体 25% 以上，细菌培养淋菌未转阴）6 例，无效（临床症状、肛门指诊及前列腺液较治疗前无好转，细菌培养淋菌未转阴）3 例。总有效率 87%。

【验方来源】 钟捷. 活血清利法治疗慢性淋菌性前列腺炎

23 例 [J]. 中医杂志，1998，39（9）：552.

按：慢性淋菌性前列腺炎大多数是因先有慢性前列腺炎史，后又感染淋菌所得。中医学认为，由于房劳过度，耗伤肾阴，使湿热之邪乘虚而入，加之正气虚弱不能祛邪，使湿热久留，导致气血阻滞，致湿热蕴结，气滞血瘀，肾阴不足，而瘀血则是病机的重点。治宜清热利湿，滋肾养阴，活血祛瘀。活血祛瘀药能消除病灶部位水肿，解除炎性梗阻，畅通前列腺管，使纤维组织软化，局部血液循环增加，使药物易达病所，提高有效的药物浓度，达到治疗效果。在活血祛瘀的同时加用清热利湿药，更能促进组织修复，增强消炎和免疫功能的作用，提高抗菌疗效。活血清利汤中的丹参、牛膝、王不留行、莪术活血祛瘀，改善微循环；败酱草、白花蛇舌草、黄柏、瞿麦、车前草清热利湿，消炎抗淋球菌；生地黄、女贞子滋肾养阴，提高免疫功能。由于药证相符，所以疗效显著。

非特异性慢性前列腺炎验方

地 虎 汤

【药物组成】 地龙、炮穿山甲（代）各 20 g，虎杖、黄芪、白花蛇舌草各 30 g，木通、川楝子各 10 g，车前子、豨莶草各 15 g。

【适用病症】 非特异性慢性前列腺炎。临床表现为尿频、尿急、尿痛、尿道灼热、尿浊，会阴生殖区、下腹耻骨上区及腰骶部疼痛不适。直肠指检：前列腺表面不平或不对称，质地不均匀，可触及结节，有局限性压痛。前列腺液镜检：白细胞 >10 个/高倍视野。

【用药方法】 每天 1 剂，水煎服。并指导患者进行缩肛运动，每隔 2 小时连续缩肛 30 次。

【临床疗效】 此方治疗非特异性慢性前列腺炎，疗效满意。

【验方来源】 刘竹生. 地虎汤和缩肛运动并用治疗非特异性慢性前列腺炎 52 例 [J]. 江西中医药，2003，34（4）：25.

按：中医学认为，非特异性慢性前列腺炎病在下焦，且与湿热有关。湿热久留不去，影响肝经疏泄，导致血脉瘀阻。地虎汤中的虎杖、木通、车前子清热利湿导浊；地龙、炮穿山甲（代）行血散结通经络，并引药直达病所；豨莶草、白花蛇舌草清热解毒；川楝子疏泄肝阴；黄芪扶正托毒，并防苦寒之品攻代太过。

而缩肛运动有助于降低前列腺内尿液反流程度，缓解后尿道高压，改善前列腺局部的血液循环，促使药至病所，并有利于病变组织炎性分泌物的引流，消除炎症，提高疗效。

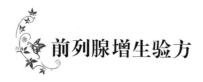

前列腺增生验方

地 黄 汤

【药物组成】 地龙 60 g，黄芪、党参、防己各 12 g，王不留行、炒杜仲、甘草各 10 g。

【适用病症】 前列腺增生。

【用药方法】 每天 1 剂，水煎服。症状缓解或消失后，可用单味地龙研末冲服，每次 6～9 g，每天 3 次。治疗 5～10 周。

【临床疗效】 此方治疗前列腺增生 40 例，痊愈（夜尿次数少于 2 次，排尿顺畅，前列腺复常或明显缩小）36 例，无效（治疗前后症状体征及 B 超检查无改变）4 例。

【病案举例】 李某，男，60 岁。排尿困难 1 年余，加重 1 周。诊见：夜尿频繁，滴沥不尽，伴有小腹微胀而坠痛，腰酸肢软，舌质暗、苔薄白、脉弦细。B 超检查：前列腺增生。直肠指检：前列腺肿大，中央沟浅无。用地黄汤 6 剂，诸症状大减；服 12 剂后，基本痊愈；继续服用 3 周后，复查前列腺如常。

【验方来源】 范连芝，孟翠连．自拟地黄汤治疗前列腺增生 40 例［J］．陕西中医，2000，21（1）：29．

按：前列腺增生属中医学癃闭范畴。其病机为年老体弱，正气亏虚，气机不畅，瘀浊阻滞，阻塞于尿道膀胱之间，而致排尿困难，滴沥不尽。治宜益气补肾、化瘀通络为主。地黄汤中用地龙可活血通络，改善血液循环及血液流变学的性质，改善病灶的血液供应；黄芪、党参、炒杜仲益气健脾补肾，使气旺血行，并防祛瘀而伤正；王不留行、防己加强散瘀消肿止痛之功；甘草调胃和中。诸药合用，相辅相成，直达病所，故能收到较好的疗效。

补阳还五汤加味方

【药物组成】　黄芪 60 g，当归尾、地龙、川芎、桃仁、三七各 10 g，赤芍、王不留行、鱼腥草各 15 g，红花 8 g。

【适用病症】　前列腺增生。临床表现为不同程度的排尿困难，末段尿点滴而下，夜尿次数增多。直肠指检及 B 超检查示可见前列腺增生，膀胱残余尿在 50 mL 以上。

【用药方法】　每天 1 剂，水煎取药液 300 mL，每次服 150 mL，分上、下午 2 次服。3 周为 1 个疗程，治疗 2 个疗程。

【临床疗效】　此方治疗前列腺增生 48 例，显效（小便通畅，直肠指检及 B 超复查示前列腺明显缩小 1/3 以上，中央沟较明显，膀胱残余尿明显减少）32 例，有效（可自行排尿，排尿末段有轻度滴沥，直肠指检及 B 超复查示前列腺稍缩小，中央沟表浅，膀胱残余尿减少）13 例，无效（症状稍有改善，但直肠指检及 B 超复查示前列腺未缩小）3 例。总有效率 93.78%。

【病案举例】　肖某，男，82 岁。反复排尿不畅，滴沥不尽 9 年，加重 1 周，插导尿管才能排尿。直肠指检：前列腺大如鸡蛋，中央沟消失，轻度压痛。B 超检查：膀胱中度充盈，残余尿 >50 mL，前列腺 4.9 cm×5.3 cm、边欠清，内回声欠均匀。诊见：舌质暗红、苔薄白，脉细涩。中医诊断：癃闭。证属气虚血瘀。治以补气活血、祛瘀通络为主。用补阳还五汤加味方，每天 1 剂。治疗 1 个疗程后，症状明显改善，可以自主排尿。守上方续服 1 个疗程，小便通畅。直肠指检：前列腺明显缩小，中央沟变浅。B 超复查：前列腺4.2 cm×3.8 cm。膀胱残余尿减少至

21 mL。再继续用药 1 个疗程，巩固疗效。随访 2 年未见复发。

【验方来源】 覃立重. 补阳还五汤加味治疗老年前列腺增生 48 例［J］. 新中医，1996，28（4）：27.

按：前列腺增生是男性老年人最常见的疾病之一，属中医学的癃闭范畴。其主要病机是年老体弱，正气亏虚，气机不畅，瘀浊阻滞，阻塞于尿道膀胱之间，而致排尿困难，滴沥不尽，甚则闭塞不通，小腹胀痛，为虚中夹实之证。治宜补气活血、化瘀通络为主。补阳还五汤加味方乃取补阳还五汤加三七、王不留行、鱼腥草组成。方中重用黄芪以补气，使气旺血行，祛瘀而不伤正。现代药理研究证实，黄芪有扩张血管、改善血液循环的作用；辅以当归尾、川芎、赤芍、桃仁、红花、地龙活血通络，可改善血液循环及血液流变学的性质，改善病灶的血液供应；三七、王不留行、鱼腥草有加强散瘀消肿止痛之功，三七还有抗炎及糖皮质激素样作用。诸药合用，相辅相成，直达病所，故能收到较好的疗效。

老年性前列腺增生合并阳痿验方

温肾利湿汤

【药物组成】 山茱萸、茯苓、泽泻、败酱草、杜仲、怀牛膝各 15 g，巴戟天、淫羊藿各 12 g，熟地黄、丹参各 20 g，红参（另炖）、鹿茸（另炖）、甘草各 6 g，乌药 10 g。

加减：偏于湿热者，去红参、鹿茸，加黄柏、白茅根、车前子；气滞血瘀者，加益母草、三七、桃仁。

【适用病症】 老年性前列腺增生合并阳痿。临床表现为小便困难或不畅，排尿次数增多，滴沥不尽，夜尿多，甚或尿失禁，面色㿠白，腰膝酸软无力，怕冷，阳痿。B 超检查示前列腺增生，或有残留尿。

【用药方法】 每天 1 剂，水煎 2 次，分早、晚饭后服。1个月为 1 个疗程，用药 3 个疗程。

【临床疗效】 此方加减治疗老年性前列腺增生合并阳痿 27例，显效（小便畅通，临床症状基本消失，B 超复查示前列腺明显缩小，膀胱残留尿基本消失，性交成功率 75% 以上）14 例，有效（可自行排尿，排尿末段有轻度滴沥，临床症状好转，B 超复查示前列腺有所缩小，膀胱残留尿减少，性交成功率 50% 以上）10 例，无效（小便困难症状改善不明显，B 超复查示前列腺未缩小，残留尿未减少，阳痿未改善）3 例。

【病案举例】 陈某，男，64 岁。近 2 年来尿频、尿线变细，排尿不畅或淋漓不尽，小腹及会阴部时觉隐痛，每晚排尿

4~5 次不等，面色㿠白，伴腰膝疼痛，疲乏无力，阳痿，舌淡、苔薄黄，脉弦细。曾经 B 超检查确诊为前列腺增生。中医诊断：癃闭、阳痿，证属肾阳虚衰夹湿型。治宜温肾壮阳利湿。方用温肾利湿汤去败酱草、丹参，茯苓改为 20 g，加车前子 20 g，红参（另炖）、鹿茸（另炖）各 6 g。每天 1 剂，连服 1 个月后，小便次数明显减少且畅通，小腹隐痛消失。守上方加益智仁 15 g，继续治疗 2 个月，阳痿完全好转。B 超复查示前列腺有所缩小。

【验方来源】　倪佩卿．温肾利湿汤治疗老年性前列腺增生并阳痿 27 例疗效观察［J］．新中医，1999，31（8）：20．

按：前列腺增生，多由于内分泌激素平衡失调等综合因素引起腺体增生，使后尿道延长、变曲、受压，膀胱出口抬高，出现排尿困难，并逐渐加重下尿路梗阻、尿潴留等症状。中医学认为，本病病位在膀胱，涉及肺、脾、肾三脏。其发病常因老年人肾阳亏虚，肾虚精少，命门火衰，膀胱气化失司，或因情绪忧郁而致肝郁失疏，横逆犯胃，损伤脾胃功能，脾失健运，湿自内生，日久化热，湿热蕴结，留滞不去，气机阻滞；或阴寒凝滞，经脉瘀阻，病久伤肾，肾虚宗筋失润，宗筋弛缓。但总以肾虚为本，湿热为标，病机是本虚标实，或虚实夹杂。治宜温肾壮阳、益气养精、利湿清热并用。温肾利湿汤中的鹿茸、红参补肾壮阳、益气养精、强筋壮骨为主药；山茱萸、杜仲、巴戟天、淫羊藿补益肝肾，收敛固涩，助红参、鹿茸加强补肾壮阳、益气养精之功；茯苓、泽泻、败酱草利湿清热化浊；怀牛膝、丹参活血祛瘀、利水，怀牛膝还可引药下行直到病所；乌药行气散寒止痛。诸药合用，共奏温肾壮阳、益气养血、强筋健骨、利湿清热之功。用于治疗老年性前列腺合并阳痿，收到较满意的疗效。

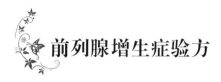

前列腺增生症验方

抵当汤加味方

【药物组成】 水蛭、炮穿山甲（代）、萆薢各 15 g，西洋参 10 g，桃仁 12 g，牡蛎 30 g，川牛膝 20 g，大黄、甘草各 6 g。

加减：若湿热下注较重，影响膀胱气化功能者，可选加黄柏、知母、石韦、车前子、木通、泽泻等；若兼肺热壅盛者，加桑白皮、牛蒡子、黄芩等；若因肝郁气滞，疏泄失职，水液排泄受阻，以致小便不爽或点滴不通者，加柴胡、沉香、龙胆草、郁金、牡丹皮等；若兼中气不足而致清气不升，浊阴不降者，加柴胡、升麻、白术、黄芪等，或合用补中益气汤；若兼肾阳亏虚，命门火衰，膀胱气化不利者，加肉桂、巴戟天、制附子、山茱萸、鹿茸、熟地黄等。

【适用病症】 前列腺增生症。临床表现均有不同程度的尿频、尿急、排尿困难，呈进行性加重，甚或每夜小便多次。可经 B 超检查、X 线摄片、CT、直肠指检证实。

【用药方法】 每天 1 剂，水煎，取药液 500 mL，分 2 ~ 3 次服。连续服药 2 个月为 1 个疗程。服药期间停服其他治疗前列腺疾病的药物，禁食辛辣等刺激性食物。

【临床疗效】 此方加减治疗前列腺增生症 217 例，治愈（主要症状和体征消失，理化指标恢复正常）71 例，显效（主要症状和体征大部分消失，理化指标基本正常）115 例，有效（主要症状和体征部分减轻或消失，理化指标有所好转）20 例，无效（主要症状和体征无变化）11 例。总有效率94.93%。

【病案举例】　汪某，男，63 岁。自述近 2 年来，夜尿次数增多，逐渐加重，小便滴沥不畅，小腹坠胀，病情时轻时重，曾经多方治疗，效果欠佳。近因饮酒过多，夜间突然小便困难（点滴不通），小腹胀满疼痛，急送某医院进行导尿。经直肠指检：前列腺Ⅲ度肿大，质较硬，表面光滑，无压痛；B 超检查：前列腺 6.9 cm×5.3 cm×3.0 cm。西医诊断：前列腺增生症伴急性尿潴留。曾用中西药治疗 30 余天，病情依然。诊见：小便点滴不通，小腹胀满、胀痛，形体消瘦，面色苍白，神疲倦怠，舌质暗有瘀点、苔黄腻，脉沉涩。证属湿热互结阻于下焦，影响膀胱气化，水道受阻所致。治以软坚散结、化瘀降浊、清热利湿。方用抵当汤加味方去萆薢、牡蛎，加虻虫、鸡内金各 12 g，滑石 30 g，琥珀 6 g。每天 1 剂。服 6 剂后，小便较前通畅，精神好转。照上方略作加减继服 40 余剂，小便通畅无阻。经 B 超复查：前列腺 4.5 cm×3.2 cm×2.3 cm。治疗后前列腺明显缩小，按上方制成丸剂继续服用 7 月余而愈。

【验方来源】　樊学中. 软坚散结化瘀降浊清热利湿法治疗前列腺增生症 217 例［J］. 新中医，1999，31（12）：26.

按：前列腺增生症是中老年常见病、多发病，属中医学癃闭、淋证等范畴。本病的发生与肺、脾、肾、肝等脏腑关系密切。若肺热壅盛，或肝郁气滞，或脾肾阳虚，或湿热下注等瘀结下焦，导致膀胱气化不利，水道受阻，影响气血运行，以致出现膀胱尿道激惹或尿路梗阻症状。方用抵当汤直入下焦，破结祛瘀泻热，促进血液循环；加西洋参大补元气，可增强机体免疫力及抗病能力，以助抵当汤破结祛瘀之功；炮穿山甲（代）、鸡内金等可助水蛭、虻虫软坚散结，疏通经络透达关窍；滑石清热利湿。诸药合用，共奏软坚散结、化瘀降浊、清热利湿之功，故取得比较理想的疗效。

龙胆桃夏汤

【药物组成】 龙胆草 6 g，桃仁、红花、浙贝母、黄芪、桔梗各 10 g，夏枯草、车前子各 15 g，土茯苓、萆薢各 30 g，赤芍 20 g。

加减：尿道有灼热感、尿道口有白色分泌物、下焦湿热甚者，加蒲公英、黄柏；小便滞涩不畅、舌暗或舌有瘀点、瘀斑、脉弦涩者，加丹参、王不留行；腰膝酸软、阳痿、早泄、神疲纳差者，加熟地黄、杜仲、山茱萸、菟丝子；伴血尿、血精者，加茜草、白茅根、三七粉；大便秘结者，加酒大黄、玄明粉；小腹坠胀者，加升麻；胸胁胀满、情志抑郁、多烦易怒者，加沉香、乌药。

【适用病症】 前列腺增生症。临床表现为不同程度的尿频、尿急、排尿无力、尿流变细及排尿时间延长，夜尿多，甚则排尿困难，滴沥不尽。直肠指检：前列腺有不同程度的增生。

【用药方法】 每天 1 剂，水煎 3 次，取药液 1 000 mL，分早、中、晚服。30 天为 1 个疗程。

【临床疗效】 此方加减治疗前列腺增生症 34 例，显效（排尿困难等自觉症状消失，B 超检查前列腺较治疗前明显缩小，小便无滴沥不尽感）22 例，有效（排尿困难等自觉症状减轻，B 超检查或直肠指检前列腺缩小）9 例，无效（治疗前后症状、体征及 B 超检查无明显变化）3 例。总有效率91.2%。

【病案举例】 陈某，男，68 岁。小便滴沥不尽、尿流变细、夜尿多、小腹坠胀等反复发作 2 年。多家医院诊断为前列腺增生症，经治疗后症状时轻时重。3 天前再次发病，小便点滴而出，小腹坠胀，烦躁不安，舌暗有瘀点，脉弦。直肠指检：前列

腺如鸡蛋大小，中央沟变浅。B 超检查：前列腺 54 mm ×
35 mm ×32 mm。中医诊断：癃闭。治以利湿活血化痰。方用龙
胆桃夏汤加丹参、王不留行各 15 g，沉香、乌药、升麻各 10 g。
服 4 剂后，小便通畅，其余症状明显好转。治疗 1 个疗程后，诸
症状消失。继续治疗 1 个疗程巩固疗效。B 超复查：前列腺
45 mm ×27 mm ×24 mm。

【验方来源】　刘松. 龙胆桃夏汤治疗前列腺增生症 34 例
[J]. 湖北中医杂志，2003，25（2）：39.

按：中医学认为，前列腺增生症多由湿热、血瘀、痰浊互结
所致，湿热浊毒是主要致病因素。由于感受湿热之邪，或嗜食肥
甘厚味，中焦湿热浊毒不解，下注膀胱。膀胱气化不利，致小便
不通，故用龙胆桃夏汤中的龙胆草、土茯苓、萆薢清利下焦湿
热。而湿热流注下焦，日久则气郁血滞，脉络瘀阻，病情缠绵难
愈，故用桃仁、红花、赤芍活血化瘀，改善局部血液循环，并有
消炎止痛、抑制成纤维细胞增生，使前列腺变软、回缩。而老年
人肾阳不足，脾失健运，体内津液输布失常聚而为痰；若肾阴不
足，相火妄动，煎熬津液也凝而为痰；或因肝气不舒，升降失
常，三焦气机不利，聚津为痰。痰浊凝聚，阻碍气血运行，湿
热、瘀血、痰浊互结成块，阻滞尿道而致小便不利，故用夏枯
草、浙贝母、车前子化痰通闭、软坚散结。黄芪、桔梗有“下
病治上，欲降先升”之意，为“提壶揭盖”之法。诸药合用，
共奏利湿、活血、化痰之功效，故获效满意。

通　癃　方

【药物组成】　王不留行、淫羊藿、怀牛膝各 15 g，黄芪
60 g，炮穿山甲（代）、大黄各 10 g。

加减：如伴阳虚者，加熟附子、肉桂以助阳化气；湿热盛

者，加知母、黄柏、车前子、木通、白花蛇舌草以清利湿热；瘀血重者，加蜈蚣、琥珀末、桃仁以活血化瘀通窍；痰结者，加猫爪草、山慈姑以消痰散结。

【适用病症】 前列腺增生症。临床表现为排尿困难，小便量少，点滴而出，甚则小便闭塞不通，伴有小腹胀坠不适感。

【用药方法】 每天 1 剂，水煎服。

【临床疗效】 此方加减治疗前列腺增生症，有较好的疗效。

【病案举例】 谢某，男，71 岁。1 年前出现尿频，夜尿增多，此后渐感排尿不畅，尿后余沥。近周来症状加重，滴沥不尽，伴见头晕、畏冷、腰膝酸软、面色淡白、肢凉、夜间口干，舌质淡红边有齿印、苔薄白润、脉沉细尺弦。直肠指检：前列腺Ⅱ度肿大，质较硬，中央沟消失，表面光滑有压痛。西医诊断：前列腺增生症。中医诊断：癃闭。证属脾肾两虚，湿热内蕴。治以益气温阳，清热祛瘀通络。用通癃方加菟丝子 15 g，肉桂（焗）3 g，熟附子 10 g，蜈蚣 2 条。服 3 剂。服药后排尿困难症状明显减轻，续服 7 剂，症状基本消失，尿线已变粗。依上方加减连服 21 剂，排尿已畅通，精神转佳。

【验方来源】 罗振华. 梁乃津教授治疗前列腺增生症的经验［J］. 新中医，1996，28（12）：10.

按： 前列腺增生症，属中医学癃闭、淋病范畴。发病年龄多在 50 岁以上，病机多与性激素平衡失调有关，加之劳累、寒凉、情绪、饮食失当等因素而诱发。中医学认为，本病的发生，一责之于虚，二责之于塞。本病的特点是虚实夹杂，补虚则碍邪，瘀阻湿热更甚；攻邪则脾肾正气更虚，欲通窍道而反更闭塞。因此治疗上应攻补兼施，虚实并治。通癃方以王不留行、炮穿山甲（代）、淫羊藿等补肾活血通窍为君药；黄芪入肺、脾二经，《本草逢源》谓其尚能"补肾中之气不足"，三脏兼顾，可益气助活血通窍，颇切合本病病机，而且重用则立专效宏，直达下焦，鼓动真气运行，协同诸药治疗为臣药；由于气虚导致痰瘀阻结下焦，蕴积日久，必内生湿热，湿热不除，瘀结难解，窍道难通，因此，治疗本病应佐以清热除湿之品，大黄性味苦寒，苦胜湿而寒胜热，能荡涤下焦蕴结之湿热，且具有活血通络散瘀之功，最适宜用于本病治疗；怀牛膝导诸药下行，直达病所为使。诸药合用，共奏祛瘀通络，益气通癃之功效，临证可根据病情辨证加减应用。

消癃通闭汤

【药物组成】 黄芪 30 g，山药、当归、炮穿山甲（代）、丹参、泽泻、牛膝、车前子、路路通、王不留行、山茱萸各 10 g。

【适用病症】 前列腺增生症。临床表现为夜尿增多，排尿不畅，或滴沥不爽，伴见小腹坠胀、腰膝酸软。

【用药方法】 每天 1 剂，水煎 2 次，共取药液 300 mL，分早、晚服。8 周为 1 个疗程。

【临床疗效】 此方加减治疗前列腺增生症，疗效显著。

【病案举例】 某男，72 岁。排尿不畅、夜尿增多 10 余年，呈进行性加重。诊见：排尿无力，滴沥不爽，夜尿 7~8 次；伴小腹坠胀，腰膝酸软，舌质淡、苔白，脉细缓。予消癃通闭汤口服，每天 1 剂。服药 8 剂，症状明显好转，夜尿减为 2 次。

【验方来源】 金正贤. 消癃通闭汤治疗前列腺增生症 63 例临床观察 [J]. 山东中医杂志，2000，19（7）：403.

按：前列腺增生症属中医学癃闭范畴。肾气亏虚是其发病基础，出现排尿困难的直接原因是膀胱气化失司，治疗在益肾补气的同时辅以清瘀散结法。消癃通闭汤中重用黄芪益气扶正，使脏气旺盛，气化功能正常，水湿清浊各走其道；山药、山茱萸助黄芪温补肾阳；当归、王不留行、丹参、路路通活血化瘀，通利血脉；炮穿山甲（代）、牛膝活血通经，行瘀消肿；车前子、泽泻清热通淋，引热下行并导诸药直达病所。诸药合用，共奏益气补肾、活血散结、清瘀通窍开闭之功，使膀胱气化功能正常，小便通利，故膀胱瘀阻、排尿障碍的程度有明显减轻。

温肾化瘀汤

【药物组成】　桃仁、红花、路路通、川牛膝、三棱、莪术、菟丝子、昆布、皂角刺、甘草各 10 g，水蛭 3 g，地龙 6 g，肉桂 7 g。

加减：如出现尿道灼热疼痛者，加知母、黄柏、滑石各 10 g；如尿血者，加茜草、大蓟、小蓟各 10 g，白茅根 30 g。

【适用病症】　前列腺增生症。临床表现为不同程度的小便频数，夜尿多，尿流不畅，尿急或排尿费力等症状。

【用药方法】　每天 1 剂，水煎，取药液 500 mL，其中400 mL 分 2 次服用，余 100 mL 用于低位保留灌肠。并配合神灯照射会阴部 20～30 分钟。

【临床疗效】　此方加减治疗前列腺增生症 48 例，显效（临床症状消失，B 超复查前列腺增生明显缩小）24 例，有效（临床症状减轻，B 超复查前列腺增生轻度缩小）20 例，无效（临床症状无改变，前列腺增生无缩小）4 例。总有效率 82%。

【病案举例】　李某，男，70 岁。进行性排尿困难 3 年，加重 15 天。诊见：小便不畅，尿有余沥，排尿时费力，伴见少腹胀满，腰酸困，舌质暗红、苔薄腻，脉滑。B 超检查：前列腺 4.0 cm×3.6 cm×3.5 cm，膀胱残余尿 80 mL。西医诊断：前列腺增生症。中医诊断：癃闭。证属年老肾气亏虚，膀胱气化不利，气虚无以推动血液运行，血行不畅而致瘀，而水饮内停，郁久成痰，痰瘀互结阻于尿道发为癃闭。治以温肾化瘀法。方用温肾化瘀汤去地龙，加乌药、黄芪各 10 g。同时保留灌肠加神灯照射会阴部。治疗 7 天小便排出有力，排尿困难缓解。15 天排尿困难消失，夜尿 1～2 次，B 超复查前列腺 3.8 cm×3.4 cm×3.2 cm，膀胱残余尿 10 mL。随访 3 个月未复发。

【验方来源】 马晓勇，陈丽君. 温肾化瘀法治疗前列腺增生 48 例［J］. 陕西中医，2001，22（3）：147.

按： 前列腺增生症属于中医学癃闭范畴。其病位主要在膀胱，涉及肺、脾、肾等脏，主要是老年肾之元气不足，膀胱气化无力，浊阴不降，加之肺、脾、肾三脏功能失调，水液停聚，久而成痰，痰瘀互结，积而成块，压迫尿道而致本病。因此，肾阳亏虚是本病发病基础，痰瘀互结是本病的病理产物，治以温肾化瘀法为主。温肾化瘀汤中的桃仁、红花、水蛭、三棱、莪术活血化瘀消积；川牛膝、路路通、地龙活血通络利尿；肉桂、菟丝子温肾化气利水；昆布、皂角刺化痰软坚散结；甘草调和诸药。诸药合用，可使膀胱气化有权，痰瘀消散而使压迫症状缓解。同时低位灌肠加神灯照射会阴部，可促进药物局部吸收，增强疗效。据现代药理研究证明，活血化瘀药能明显改变血液流变学，降低血浆黏度，加速血液循环，改善局部充血水肿，并可能具有使腺体软化和缩小的作用。

麦 芽 汤

【药物组成】 麦芽 60～120 g，桃仁、牛膝、王不留行各15 g，三棱、莪术各 9 g，土茯苓 30～50 g。

加减：膀胱湿热者，选加黄柏、蒲公英、金银花、黄芩、栀子、大黄等清热解毒祛湿药；肾虚明显者，加淫羊藿、女贞子、杜仲等。

【适用病症】 前列腺增生症。临床表现为排尿困难，排尿次数增多或有尿潴留。可经肛门指检及 B 超检查确诊。

【用药方法】 每天 1 剂，水煎服。1 个月为 1 个疗程，可连续治疗数疗程。如并有明显泌尿系感染，加用抗生素。尿潴留者，可留导尿管排尿。尿潴留解除或排尿困难等症状消除后，可以单味麦芽水煎服，以巩固疗效。

【临床疗效】 此方加减治疗前列腺增生症 37 例，治愈（尿潴留解除，临床症状消失，B 超检查、肛门指检前列腺明显缩小）22 例，有效（尿潴留解除，临床症状消失，B 超检查、肛门指检前列腺有所缩小）12 例，无效（临床症状减轻或无变化，B 超检查、肛门指检前列腺大小无变化）3 例。

【病案举例】 陈某，男，52 岁。近 2 年来常出现尿频，尿线变细，淋沥难尽。曾经 B 超检查及肛门指检确诊为前列腺增生症。用雌激素及中成药治疗，效果不佳。近 1 周来小便点滴而出，伴小腹胀满不适，舌质红、苔黄稍厚，脉弦滑。肛门指检：前列腺明显肿大，光滑质中，中央沟消失。处方：麦芽 100 g，土茯苓 50 g，牛膝 20 g，桃仁 10 g，炮穿山甲（代）、王不留行、三棱各 15 g，莪术、黄柏各 12 g。服 3 剂后，症状明显减轻。服药 1 周后症状完全消失。后专以麦芽 120 g 煎水代茶饮，每天 1 剂。1 个月后 B 超复查及肛门指检前列腺大小恢复正常。此后若有上述症状出现，则单以麦芽煎水服数月，症状即消失。

【验方来源】 龙家衡. 以麦芽为主治疗前列腺增生症 37 例 [J]. 新中医，1996，28（6）：49.

按：前列腺增生症是常见的男性老年病之一，属中医学癃闭、淋证、关格等范畴。其病机以肝郁气虚血瘀为主。麦芽汤有疏肝理气化瘀之功，用于治疗前列腺增生症，可取得较好的疗效。

地肤子汤

【药物组成】　地肤子、黄芪各40~60 g，党参、黄芩、猪苓、瞿麦、枳实、升麻、通草、冬葵子、海藻各10~30 g，皂角刺、炮穿山甲（代）各10~20 g，地龙10~15 g。

【适用病症】　前列腺增生症。临床表现为尿路梗阻的症状，如初起尿频，尤其夜尿次数增多，渐感排尿困难、无力，尿线变细，尿滴沥，严重时可发生尿潴留、尿失禁。尿路梗阻可引起的并发症：夜尿次数增多，尿频、尿急、尿痛血尿及发热，甚至引起双下肢浮肿，食欲减退，恶心呕吐，贫血等。直肠指检：前列腺增生，中央沟变浅或消失。B超检查：前列腺增大，残余尿量>60 mL。

【用药方法】　每天1剂，水煎3次，共取药液600~900 mL，分4次服。疗程14~60天。

【临床疗效】　此方治疗前列腺增生症110例，显效（临床症状消失，排尿通畅，前列腺检查明显缩小50%以上或大小正常）78例，有效（临床症状基本消失，排尿困难明显减轻，前列腺大小较治疗前缩小30%以上）24例，无效（治疗前后临床症状及各项化验检查无明显变化）8例。总有效率92.7%。

【病案举例】　王某，男，74岁。小便不畅2年余，排尿时间长，尿线细而分叉，经某医院检查后诊断为前列腺增生症，给予前列康等中西药物治疗，病情无明显改善。诊见：急性痛苦面容，面色晦暗，精神较差，双下肢浮肿，少腹胀痛，小便点滴而出，舌质紫暗、苔白腻微黄，脉弦涩尺部稍弱。直肠指检：前列腺增生Ⅲ度，质地中等，中央沟消失，弹性差，触痛明显。B超检查：双肾盂积水，膀胱残余尿液1 000 mL；前列腺增生、肥大。尿常规：白细胞（++），红细胞（+++），蛋白（+）；

血常规正常；肾功能正常。中医辨证属下焦湿热，气虚血瘀，治宜清热利湿，散结通窍，补气化瘀。方用地肤子汤去通草。处方：地肤子 40 g，黄芩 12 g，猪苓、冬葵子、炮穿山甲（代）、瞿麦各 15 g，皂角刺、枳实、地龙、升麻各 10 g，海藻 30 g，黄芪 50 g，党参 20 g。服药 5 剂后，排尿较畅，少腹胀痛减轻，但双下肢仍浮肿。以上方服药近 30 剂，临床症状消失，精神好转。B 超复查：双肾盂积水消失，膀胱无残余尿；前列腺较治疗前缩小达 60% 以上。复查尿常规 3 次均正常。随访 1 年未复发。

【验方来源】 于小勇. 地肤子汤加味治疗前列腺增生症 110 例［J］. 新中医，2001，33（9）：52.

按：前列腺增生症是老年男性常见病、多发病，属中医学癃闭、淋证、关格等范畴。其病理变化以湿热、瘀血、肾气虚为主。地肤子汤以地肤子为君药，清热利湿，通利下焦；猪苓、瞿麦、通草、冬葵子利尿通淋为臣药；佐以黄芩清热泻火，知母坚阴，海藻、炮穿山甲（代）、皂角刺、地龙软坚散结，通窍开闭；黄芪、党参补气以助气化；升麻、枳实升阳行气，一升一降，宣通气机，有提壶揭盖之妙。诸药合用，共奏清热利湿、软坚散结、通窍开闭、补气化瘀之功。本方标本兼治，故疗效较为满意。

加味肉桂五苓汤

【药物药物】 肉桂、桔梗各 6 g，泽泻、猪苓、茯苓、乌药各 15 g，枳壳、白术、桃仁各 12 g，木香、牛膝、炒炮穿山甲（代）各 9 g。

加减：兼表证者，肉桂改为桂枝 6 g；兼气虚者，去泽泻，加黄芪 30 g，党参 15 g；兼湿热者，加黄柏 12 g，车前草、虎杖各 30 g；血尿明显者，加小蓟 15 g，琥珀（吞服）1 g。

【适用病症】　前列腺增生症。临床表现为尿频，排尿不畅，尿流无力、变细，甚至淋漓不尽。可经直肠指检及 B 超检查确诊。

【用药方法】　每天 1 剂，水煎，分早、晚 2 次服。1 个月为 1 个疗程，一般治疗 2 个疗程。

【临床疗效】　此方加减治疗前列腺增生症 38 例，显效（临床症状明显改善，B 超检查示前列腺体积较治疗前明显缩小，残余尿量减少）25 例，有效（临床症状有改善，B 超检查示前列腺体积较治疗前缩小）11 例，无效（临床症状虽有改善，但 B 超检查示前列腺体积较治疗前无变化）2 例。

【病案举例】　赵某，男，72 岁。患者 5 年前开始出现尿频，尤以夜尿增多明显，排尿无力。近半年症状加重，每夜起床小便 6～7 次，近 2 天出现少腹胀痛，小便点滴而出。察其舌质暗、苔薄白，脉细而沉。尿常规检查：红细胞（±）；直肠指检：前列腺Ⅱ度增生，质中，有弹性，表面光整，无结节感，中央沟消失；B 超检查：前列腺增生，排尿后残余尿量中等。中医诊断为癃闭。证属肾元虚亏，浊瘀内阻，膀胱气化不利。予加味肉桂五苓汤加车前子 30 g。2 剂。服 2 剂药后即诉排尿较前省力，少腹胀痛缓解。原方略作增减，服用 4 周，排尿明显顺畅，夜尿 2～3 次，少腹胀痛消失。B 超检查：前列腺增生较前好转，少量残余尿。原方去桔梗、泽泻、车前草，继服 1 个疗程，诸症状悉除。

【验方来源】　戴安伟. 加味肉桂五苓汤治疗良性前列腺增生 38 例疗效观察 [J]. 新中医，1999，31 (3)：16.

按：前列腺增生症属中医学癃闭范畴。其病机为肾元虚亏，浊瘀内阻或热结下焦，致膀胱气化不利，为虚实夹杂之证。病位在膀胱，涉及肺脾肾三脏。方选肉桂五苓散加木香、乌药治疗本病，酌加桃仁、炮穿山甲（代）、牛膝化瘀消癥之品，稍加桔梗开提肺气。诸药合用，切合本病之病机，故获较好的治疗效果。

开利散结汤

【药物组成】 桃仁、皂角刺、枳壳、王不留行各 12 g，肉桂、桔梗、升麻、木香各 6 g，牛膝、茯苓、猪苓、泽泻、乌药各 15 g，炮穿山甲（代）（研末冲服）9 g。

加减：湿热者，加苍术、黄柏各 15 g，车前草 30 g；肾虚腰痛者，加杜仲、桑寄生、延胡索各 15 g；气虚者，加党参 15 g，黄芪 30 g。

【适用病症】 前列腺增生症。临床表现为不同程度的尿频、夜尿次数增多、淋漓不尽，甚则尿闭或尿失禁，小腹、会阴部、睾丸有胀痛不适感。直肠指检：前列腺增大、质地软硬不一，可有压痛，中央沟变浅或消失；B 超检查：前列腺增大，残余尿量 60 mL 以上。

【用药方法】 每天 1 剂，水煎服。

【临床疗效】 此方加减治疗前列腺增生症 110 例，显效 52 例，有效 49 例，无效 9 例。总有效率 91.8%。

【病案举例】 龚某，男，65 岁。因反复排尿困难 10 年，复发加重 1 周而来诊。诊见：尿频、夜尿多，排尿困难、淋漓不尽，甚则尿闭，小腹胀痛，舌红有瘀点、苔薄腻，脉沉细涩。直肠指检：前列腺增生、质稍硬，压痛，中央沟变浅。B 超检查：前列腺增生。中医诊断：癃闭。证属痰瘀阻滞，膀胱气化不利。方用开利散结汤治疗 1 周后，症状明显缓解。继续服药 30 余剂后，排尿正常，其余症状消失。直肠指检、B 超检查前列腺形态基本正常。续服 15 剂以巩固疗效。随访 1 年无复发。

【验方来源】 郭明福. 开利散结汤治疗前列腺增生 110 例 [J]. 江苏中医药，2003，24（4）：34.

按：中医学认为，前列腺增生症病位在膀胱，但与三焦、肺、脾、肾关系最为密切。上焦之气不化当责之于肺，肺失其职，则不能通调水道下输膀胱；中焦之气不化当责之于脾，脾土虚弱则不能升清降浊；下焦之气不化当责之于肾，肾阳亏虚，气不化水，肾阴亏虚，阴不化阳，均可引起膀胱气化失常，而导致癃闭。治疗当上开肺气，中启枢机，下温肾阳，加用活血化瘀、软坚散结之品。开利散结汤中的升麻、桔梗、枳壳、木香上开肺气；茯苓、猪苓、泽泻利尿通淋；肉桂、乌药温补肾阳，化气利水；炮穿山甲（代）、皂角刺、王不留行、桃仁活血化瘀、软坚散结；牛膝补肾活血，引药下行直达病所。诸药合用，共奏温阳化气利水、活血化瘀、软坚散结之功效，用于治疗前列腺增生症效佳。

参芪羊藿杞子汤

【药物组成】 淫羊藿、枸杞子、车前子各 12 g，菟丝子、王不留行、怀牛膝各 15 g，黄芪、丹参各 20 g，炙炮穿山甲（代）、枳壳各 10 g。

加减：肾阳虚明显，症见畏寒、小便频数、排尿无力，舌质淡白者，加肉桂 5 g；肾阴虚小便淋沥不畅，五心烦热，舌红、苔少者，去淫羊藿、黄芪，加生地黄 20 g，牡丹皮 10 g；伴前列腺炎症，表现尿急、尿频、尿痛、尿道烧灼感，舌苔黄腻者，去黄芪、淫羊藿，加黄柏、木通各 10 g，败酱草 15 g；排尿或小便终末尿道口有乳白色分泌物滴出者，乃前列腺腺管松弛，前列腺液遗漏引起，属湿浊者，加萆薢、乌药、益智仁、党参，并增大黄芪用量，以补气摄纳。

【适用病症】 前列腺增生症。临床表现为尿频，夜尿增多，尿后滴沥不尽，排尿费力，射程缩短而无力，严重时排尿呈点滴状或发生尿潴留、尿失禁。

【用药方法】　每天1剂,水煎服。

【临床疗效】　此方加减治疗前列腺增生症,有较好的疗效。

【验方来源】　王一庆.王惠兰老师补肾化瘀散结法治疗前列腺增生经验拾零[J].新中医,2000,32(8):14.

按: 中医学认为,前列腺增生症属本虚标实证,以肾虚为本,气滞血瘀为标。宜标本兼治、补肾化瘀散结为主。但这类患者往往伴有肺脾气虚而加重排尿异常。治疗中宜兼顾补气,气足脾健才能推动水液。参芪羊藿杞子汤以补肾化瘀散结为主,兼顾益气利水行气,攻补兼施,性质平和,适合老年人长期服用。对于前列腺增生症的早期,临床症状不明显时即可间断服用本方,可起到预防前列腺增生加重的作用。

加味大黄䗪虫丸

【药物组成】　制大黄、桃仁、黄芩、三棱、莪术、生甘草各10 g,生地黄30 g,白芍15 g,虻虫末2 g,蜈蚣末、水蛭末各3 g,䗪虫6 g,炮穿山甲(代)末5 g。

【适用病症】　前列腺增生症。临床表现为不同程度的尿频(尤以夜尿频为显)、尿急、尿痛,尿时灼热感,或有排尿不畅,尿末滴沥,尿线变细,大便干结难解。

【用药方法】　将上药中虻虫、水蛭、蜈蚣、炮穿山甲(代)共研末装入0号空心胶囊,每次服6粒,每天2次;余药水煎2次,分早、晚2次于饭后2小时服。或用成药大黄䗪虫丸,每次服1粒,每天早、晚各服1次。若尿路刺激和梗阻征均明显时,选用汤剂粉剂进服,病情缓解后改用丸剂;尿路刺激征和梗阻症轻微时,直接进服丸剂。15天为1个疗程,治疗3个疗程。

【临床疗效】　此方治疗前列腺增生症 42 例，显效（3 个疗程内，尿路刺激征消失，尿路梗阻症状明显缓解）12 例，有效（3 个疗程内，尿路刺激征消失，尿路梗阻轻度缓解或不变）22 例，无效（3 个疗程内，尿路刺激征轻度缓解，梗阻征无改变）8 例。总有效率 81%。

【病案举例】　徐某，男，74 岁。尿频、尿急、尿痛、尿线分叉，解尿即沾衣，尿量正常，时胀痛，伴腰膝酸软，头晕，口渴，夜寐因尿频而欠佳，大便干结、3～4 天 1 次，舌暗红、苔黄微腻，脉沉弦。素有高血压病及冠心病史。B 超检查：前列腺 64 mm×42 mm 大小，中叶向膀胱内凸出约 24 mm。直肠指检：中央沟消失，质中等偏硬，表面光滑，触痛不明显。西医诊断：前列腺增生症。中医诊断：淋证，癃闭。证属瘀热内滞精室，阻塞膀胱，经络闭塞，气化不利，水道失畅。治予化瘀活血，清热利尿通淋。以加味大黄䗪虫丸加车前子 15 g，川牛膝、怀牛膝、淡竹叶各 10 g，玄明粉（分冲）6 g。治疗 1 个疗程后，诸症状缓解。其后予大黄䗪虫丸，每次 1 粒，每天 2 次。治疗 3 个疗程后，尿频、尿急、尿痛不明显，尿线正常无分叉。

【验方来源】　王国华．大黄䗪虫丸治疗前列腺增生症 42 例［J］．新中医，1998，30（10）：33.

按：加味大黄䗪虫丸中的大黄、三棱、莪术、䗪虫、桃仁、虻虫、水蛭、蜈蚣活血化瘀；白芍、生地黄养血补虚，同时大黄、桃仁、生地黄相伍，具有润肠通便之效；黄芩清热，生甘草益气缓中。本方有抑制血小板聚集、抗血栓形成、抗动脉粥样硬化和促进肠蠕动的作用。因本病以尿路刺激症状及尿路梗阻症状为主，而腰痛膝软、头晕目眩等症状较轻，临证当治标为主，以活血化瘀通淋为先。但瘀血仍为宿疾，多伴正气虚损，诸脏不足，尤其高年之体，既不能峻攻以求速效，又不能妄补而徒增瘀结。故以本方补不足，损有余，且峻剂丸服，药效徐缓，以逐瘀之药，配以养阴和荣之品，缓中补虚，确有疗效。

通利水道汤

【药物组成】　水蛭、急性子、冬葵子、皂角刺、泽兰、巴戟天、桂枝各 10 g，益母草 20 g，乌药 15 g。

加减：兼有湿热者，加黄柏、川牛膝、鱼腥草、马鞭草；气虚者，加党参、白术、黄芪、山药；肾阴虚者，加制何首乌、枸杞子、女贞子、山茱萸；肾阳虚者，改桂枝为肉桂末吞服，加淫羊藿、益智仁、菟丝子等；尿闭者，加蝼蛄虫 3 只，尿通即除去。

【适用病症】　前列腺增生症。临床表现为不同程度的排尿困难，尿流变细，射程短，尿滴沥不净或点滴难下，夜尿次数增多。直肠指检：前列腺增大，中央沟变浅或消失。B 超检查：前列腺有不同程度的增生，膀胱残余尿 10 mL 以上。

【用药方法】　每天 1 剂，水煎服。30 天为 1 个疗程，一般治疗 2 个疗程。

【临床疗效】　此方加减治疗前列腺增生症 135 例，临床控制（主要症状消失，排尿通畅，夜尿 2 次以下，前列腺缩小，无残余尿）32 例，显效（主要症状大部分消失，排尿不觉困难，夜尿次数明显减少，前列腺部分有缩小，残余尿减少）64 例，有效（主要症状部分减轻，排尿困难有所缓解，夜尿次数有时减少，前列腺及残余尿等无明显改变）26 例，无效（主要症状、体征无改变）13 例。总有效率 90.4%。

【验方来源】　李学兴. 通利水道法治疗前列腺增生症临床观察［J］. 安徽中医临床杂志，2001，13（2）：108.

按：前列腺增生症为老年男性常见病。中医学认为，本病因膀胱、水道瘀阻，气化不利所致，所以治疗当以通利水道为要。通利水道汤中重用水蛭通利水道、活血祛瘀为主药，辅以急性子、皂角刺活血软坚散结，益母草、泽兰活血祛瘀、通利水道，冬葵子利尿通淋，佐用桂枝、巴戟天温阳化气以利水道，使以乌药行气止痛，除膀胱冷气。诸药合用，可使前列腺缩小，解除尿道、膀胱颈部的梗阻，则小便自通矣。但水蛭含有肝素抗血栓素等，破血力强而持久，因此出血者忌用，凝血功能差者慎用或减量使用。

补肾益气活血汤

【药物组成】　熟地黄 20 g，杜仲、赤芍、泽兰、大黄各 15 g，仙茅、桃仁各 10 g，丹参、黄芪各 30 g，红花、炮穿山甲（代）（打）、桂枝各 6 g，皂角刺 12 g。

加减：湿热盛者，加滑石、蒲公英、车前子；肝气郁滞者，加柴胡、延胡索、川楝子；痰湿盛者，加浙贝母、海蛤壳、桔梗；血瘀甚者，加三棱、莪术、水蛭；合并结石者，加穿破石、鸡内金、海金沙；并发感染者，加白花蛇舌草、败酱草、马鞭草；脾气虚者，加党参、白术；肾阴虚者，加女贞子、山茱萸、知母、天花粉；肾阳虚者，加熟附子、肉桂、蛇床子、淫羊藿。

【适用病症】　前列腺增生症。临床表现为尿频，夜尿次数增多，渐有排尿困难，滴沥不尽，严重时可有尿闭或小便失禁。直肠指检：前列腺增生，中央沟变浅或消失。B超检查：前列腺增大，膀胱残余尿量 >60 mL。

【用药方法】　每天 1 剂，水煎 2 次，分早、晚服。另用外敷方：炮穿山甲（代）、三七、五倍子各 30 g，皂角刺、王不留行各 60 g，三棱 45 g，水蛭 15 g，白芷 20 g，冰片 8 g，诸药共研细末，装于消毒瓶密封备用。每晚睡前，取药末 3 g用淡盐水适量调成糊状敷脐，盖上消毒纱布后用胶布固定，再将热水袋置于脐上温熨15～30分钟。1个月为1个疗程。

【临床疗效】　此方加减治疗前列腺增生症82例，治愈（排尿通畅，前列腺检查正常或明显缩小，无残余尿）62例，好转（排尿好转，前列腺检查较前缩小，残余尿减少）18例，未愈（临床症状和各项检查均无改善）2例。总有效率97.6%。

【病案举例】　张某，男，78岁。尿频、排尿困难、反复发作15年，近2周来因劳累及饮酒后上述症状复发并加重，曾经治疗但效果欠佳。诊见：舌质暗、苔薄黄、脉细涩。B超检查：前列腺重度增生（34 mm×45 mm×58 mm）。直肠指检：前列腺肿大、质硬，中央沟浅无。西医诊断为老年性前列腺增生症。中医诊断为癃闭。证属肾阴虚夹瘀。治以补肾滋阴、益气活血、化瘀散结。方用补肾益气活血汤加女贞子、天花粉、山茱萸、炙鳖甲，每天1剂。同时用外敷方1剂研末，每晚1次，每次3g敷脐。连续治疗7天后，诸症状大减，排尿通畅，唯小腹坠胀痛。续以上方加延胡索12g，浙贝母、三棱各10g，荔枝核15g。并继续用外敷方。20剂后诸症状悉除。直肠指检及B超复查前列腺恢复正常。续服原方7剂，后改口服前列康片和泽桂癃爽胶囊3个月，敷脐1个月，以巩固疗效。

【验方来源】　徐泽杰. 中药内服外敷治疗前列腺增生症82例［J］. 湖北中医杂志，2003，25（3）：22.

按：前列腺增生症属中医学癃闭、淋浊等范畴。多因年老体弱，久病体虚，劳损肾精，肾气衰微，加之气虚无力适应而致血瘀，或膀胱湿浊久而化热，或饮酒食腻，湿热内生，流注前阴，致湿热壅滞、瘀血败精阻塞尿窍而致。治宜补肾益气、活血化瘀、清热利湿。补肾益气活血汤中的熟地黄、杜仲、仙茅补肾温阳，药理研究证实，补肾温阳药对垂体－肾上腺皮质功能有兴奋或调节作用；黄芪补气，并能改善机体的免疫功能；赤芍、丹参、桃仁、红花、炮穿山甲（代）、皂角刺、大黄、泽兰活血化瘀散结，现代研究证明，活血化瘀药可扩张血管、抗凝，改善微循环，抑制结缔组织增生，促进纤维组织吸收；赤芍、大黄并能清热利下；桂枝温阳利水，有助于通尿。而外敷方中的冰片收敛；五倍子具有强烈收敛性，通过敷脐可收敛肺气而通调水道，使排尿正常；白芷则有强烈的渗透性；再配合炮穿山甲（代）、三七、皂角刺、王不留行、三棱、水蛭等峻猛的活血化瘀药，通过敷脐促进局部血液循环，使前列腺缩小变软。内外合治，获效较佳。

益 癃 汤

【药物组成】　补骨脂、黄芪、牡蛎（先煎）各30 g，茺蔚子、泽兰、王不留行各15 g，菟丝子、浙贝母、桔梗、川牛膝各10 g，炒穿山甲末（代）（冲服）、琥珀末粉（冲服）、肉桂末（冲服）各3 g。

加减：小腹胀痛明显者，加小茴香、乌药；大便秘结者，加大黄。

【适用病症】　前列腺增生症。临床表现为尿频、夜尿增多，进行性排尿困难，滴沥不尽。直肠指检：前列腺增大，中央沟变浅或消失。B超检查：前列腺增大，膀胱残余尿量 >60 mL。

【用药方法】　每天1剂，水煎2次，分早、晚服。30天为1个疗程，共治疗3个疗程。

【临床疗效】　此方加减治疗前列腺增生症42例，显效（临床症状消失或基本消失。直肠指检：前列腺较治疗前明显缩小，B超检查：前列腺正常或较治疗前明显缩小，残余尿量较治疗前明显减少，无尿潴留）24例，有效（临床症状基本消失，直肠指检：前列腺较治疗前略有缩小或无明显缩小，B 超检查：前列腺较治疗前略有缩小，残余尿量较治疗前略有减少或无明显减少，无尿潴留）14 例，无效（临床症状、直肠指检、B 超检查均无明显改善）4 例。总有效率 90.47%。

【验方来源】　资桂平．益癃汤治疗前列腺增生症 42 例临床观察［J］．湖南中医药导报，2003，9（6）：37．

按：前列腺增生症属于中医学精癃范畴。小便的排出有赖于膀胱的气化功能，而膀胱的气化又与肾气的盛衰有密切的关系。老年人肾气日衰，气化不及州都，膀胱气化不能则清气不升、浊阴难降，日久影响气血运行，导致败精、瘀血、痰饮内停并阻塞水道，导致癃闭的发生。故肾阳不足和脉络瘀阻是本病的主要发病机制。治宜温肾益气、活血破瘀为主。益癃汤中的补骨脂、菟丝子、黄芪、肉桂温肾益元化气；炒穿山甲（代）、茺蔚子、泽兰、王不留行活血破瘀；浙贝母、牡蛎化痰软坚散结；桔梗宣肺气，调升降，提壶揭盖；炒穿山甲（代）、琥珀通关启闭，宣通脏腑；川牛膝引诸药直达病所。诸药合用，共奏温肾益气、活血破瘀及通关起闭之功效。药理研究认为，泽兰、王不留行等活血化瘀类药，能改善血液流变学，减轻局部的充血水肿，并具有使腺体缩小的作用。因此，本方能明显改善排尿梗阻症状，取得较好的疗效。

益肾通闭汤

【药物组成】　紫石英 25 g，石韦、炮穿山甲（代）、王不留行、牛膝、路路通、车前子、炙鳖甲各 15 g，鹿角霜 30 g，甘草 10 g。

加减：肾阴虚者，加山茱萸、熟地黄、女贞子；肾阳虚者，加巴戟天、淫羊藿；腹胀痛明显者，加小茴香、沉香；气虚明显者，加党参、黄芪、白术；大便秘结者，加番泻叶。

【适用病症】 前列腺增生症。临床表现为不同程度的排尿困难、尿等待、尿滴沥、夜尿次数增多。直肠指检：前列腺侧叶增大，中央沟变浅或消失。B超检查：前列腺有不同程度的增生。

【用药方法】 每天1剂，水煎3次，取药液360 mL，分早、午、晚温服。另用外治法：将炮穿山甲（代）、甘遂等份，用醋炒后研末，然后用黄酒调匀后，敷于关元穴上，大小如5分硬币，外用塑料膜固定。但需注意皮肤有无灼伤。治疗14天为1个疗程，休息3天后可行第2个疗程。

【临床疗效】 此方加减配合外敷治疗前列腺增生症60例，显效（临床症状消失或基本消失，直肠指检前列腺较前明显缩小，B超检查示前列腺正常或较治疗前缩小，无尿潴留）40例，有效（临床症状基本消失，直肠指检前列腺略有缩小，无尿潴留）18例，无效（临床症状、直肠指检、B超检查均无明显变化）2例。总有效率为96.6%。

【验方来源】 徐瑞芳，韩秀娥. 内外合治慢性前列腺增生症60例［J］. 中医药学报，2003，31（4）：52.

按：前列腺增生症属于中医学癃闭、淋证范畴。本病以老年人多罹患，因年老肾气日衰，膀胱气化无力，故清阳不升，浊阴不降，日久影响气血运行，导致败精、湿浊内阻，瘀血内停压迫尿道，小便滴沥或点滴不出，发为癃闭。益肾通闭汤具有滋肾助阳、通络利水、通闭活血之功，加外敷药通闭、温阳、泻水之效，二者联合用药，疗效甚佳。

益肾逐瘀汤

【药物组成】 黄芪20 g，熟地黄、山茱萸、菟丝子、枸杞子、怀牛膝、泽泻、土鳖虫各 10 g，肉桂、熟附子各 3 g。

加减：血瘀下焦证，加桃仁、泽兰各 10 g；膀胱湿热证，加瞿麦、萹蓄各 10 g；肾阴亏虚证，加知母、麦冬各 10 g；肾阳不足证，改肉桂、熟附子各 6 g，加淫羊藿 10 g；肺热气闭证，加杏仁、桔梗各 10 g。

【适用病症】 前列腺增生症。临床表现为尿频、尿急、夜尿增多，或排尿困难超过 2 个月，可伴有下腹、会阴部不适或坠胀感。

【用药方法】 每天 1 剂，水煎 2 次，分早、晚服。8 周为 1 个疗程。

【临床疗效】 此方加减治疗前列腺增生症 100 例，临床痊愈（临床症状消失，排尿通畅，尿流曲线恢复正常，残余尿量基本消失）18 例，显效（临床症状明显改善，残余尿量明显减少，尿流率明显改善）34 例，有效（临床症状有改善，排尿困难减轻，尿流率有改善，残余尿量减少）38 例，无效（临床症状无改善）10 例。总有效率 90%。

【验方来源】 张亚大、卢子杰、张平、等. 益肾逐瘀汤治疗良性前列腺增生症 100 例疗效观察及对性激素的影响［J］. 新中医，2003，35（9）：14.

按：前列腺增生症属中医学癃闭范畴。肾虚是本病发病之本，膀胱正常贮尿和排尿功能均有赖于肾之调摄。此类患者年过半百，肾气自虚或过劳伤肾，必将影响膀胱正常功能的发挥。瘀证乃本病发病之标，通常因老年人气血阴阳失衡，导致肾之阴阳失衡，由于肾气虚损，不能推动血行而产生瘀症，故易形成前列腺增生，造成泌尿道梗阻。根据前列腺增生症的发病机制，以标本兼治的原则，选用益肾逐瘀汤为基本方辨证治疗，对患者各项指标的改善和生活质量的提高效果显著，并以血瘀下焦证和肾阳不足证疗效最为理想。

通淋消癃汤

【药物组成】 菟丝子、王不留行各 30 g，山茱萸、炒炮穿山甲（代）、枸杞子、仙茅、冬葵子各 15 g，肉桂 4 g，沉香 5 g。

加减：肾虚症状明显，怯寒，腰膝发冷，夜尿 10 次以上，舌淡，脉细而沉者，加鹿角胶、熟附子各 10 g；瘀阻症状明显，尿点滴而下，余沥不净，或少腹胀痛，舌有瘀点或瘀斑，脉沉缓或沉涩者，加桃仁、红花各 10 g，丹参 30 g；夹热症状明显，尿少而黄赤，尿急、尿痛或血尿，大便秘结，舌红少津，脉细数或弦数者，加黄柏、知母各 15 g。

【适用病症】 前列腺增生症。临床表现为尿频，夜尿次数增多，排尿迟缓，尿流变细，或尿分叉、中断，余沥不净，甚至尿失禁，或伴发急性尿潴留。

【用药方法】 每天 1 剂，水煎 2 次，分早、晚服。1 个月为 1 个疗程，一般治疗 1～3 个疗程。

【临床疗效】 此方加减治疗前列腺增生症 67 例，临床治愈（尿频、尿细、余沥不净等主要症状消除，直肠指检前列腺无明显增生，B 超检查前列腺体积不大于 I 度增生标准，无膀胱残余尿量，尿流率测定每秒 16 mL 以上）17 例，显效（尿频、尿细、尿中断、尿分叉等主要症状基本解除，尿流率在治疗前基础上每秒提高 5 mL 以上，直肠指检前列腺较治疗前缩小，膀胱残余尿量较治疗前减少 50 mL 以上）21 例，有效（尿频等主要症状减轻，体征无明显改善）25 例，无效（临床症状、体征无改善）4 例。总有效率 95.5%。

【病案举例】 高某，男，76 岁。有尿频病史近 20 年，夜尿逐渐增多 1～2 次，排尿迟缓，尿细、中断、分叉、滴沥不净，受寒后偶有尿失禁。诊见：夜尿 10 余次，整夜无法安睡，下腹胀痛，排尿需等待数分钟才可少量分叉排出，尿细如线，伴尿失禁，舌有瘀点，脉沉细。直肠指检：前列腺Ⅲ度增生，表面光滑，质硬。B 超检查：前列腺体积 62 mm×54 mm×48 mm，膀胱残余尿量 200 mL。尿流率测定每秒 8 mL。西医诊断为前列腺增生症。中医诊断为癃闭。证属肾虚瘀阻型。用通淋消癃汤去冬葵子，加丹参 30 g，鹿角胶、制熟附子、红花、桃仁各 10 g。同时配合针刺关元、三阴交，热敷膀胱区。服药 10 剂后，尿失禁解除。原方继续服 3 个月，夜尿减少至 1～2 次，尿细、中断、滴沥不尽基本消除。直肠指检前列腺Ⅰ度大小。B 超检查前列腺 46 mm×43 mm×32 mm。膀胱残余尿量为 30 mL，尿流率每秒 16 mL。随访 1 年疗效稳定。

【验方来源】 李海峰. 通淋消癃汤治疗前列腺增生症 67 例临床分析［J］. 内蒙古中医药，2003，(2)：1.

按： 前列腺增生症为中老年人常见病，因中老年人生理功能进入衰退状态，尤以肾阳虚弱为明显。肾阳虚弱，不能蒸化水液，致使膀胱气化无权，水液内停而小便不能出。本病的发生与手淫或性生活过度频繁也有密切关系。通淋消癃汤主要功用是温阳益肾、活血化瘀、养阴清利等。方中重用菟丝子增强温阳益肾、启运水液的功效；而活血化瘀是治疗本症的重要方法，瘀血阻滞既是本病的病理性产物，又是加重本病症状的病因，若因夜尿次数多而一味进补，则使瘀滞日益加重。但因瘀滞而全力活血化瘀，忽视补肾，则肾虚将进一步加重。故补肾化瘀应同时兼顾。本病因郁久而化热，可出现尿短赤涩痛或尿血等夹热症状，用养阴清利法以及时消除郁热引起的尿急、尿痛之苦，并可避免因郁热引起的尿道黏膜充血、水肿、梗阻加重。此外，久坐、长途骑自行车、受寒、冷水浴、饮酒、过食辛辣食品、疲劳、憋尿等诱发因素，往往会加重症状或诱发急性尿潴留，故起居饮食调养是本症康复的重要环节。

穿甲八正散

【药物组成】 炮穿山甲（代）、黄芪、白花蛇舌草各 20 g，瞿麦、萹蓄、王不留行、石韦、牛膝、车前子、冬葵子各 15 g，柴胡、栀子、红花、升麻各 10 g。

加减：肾阳虚明显者，去栀子，加熟附子 10 g（散剂改用鹿角胶），肉桂 12 g；阴虚者，加生地黄 15 g，山茱萸 12 g；湿热重者，加苍术 12 g，黄柏 10 g。

【适用病症】 前列腺增生症。临床表现为尿频、尿急、尿痛，夜尿次数增多，排尿不畅，尿流变细，甚则小便淋漓不尽。B 超检查：前列腺中度增生，或有残余尿。

【用药方法】 每天 1 剂，水煎，分早、午、晚服。连服 15 天后，再将上药研末混合，每次 10 g，每天服 3 次。连服 2 个半月。

【临床疗效】 此方加减治疗前列腺增生症 38 例，显效（临床症状消除，B 超检查前列腺体积缩小至正常范围，膀胱无残余尿）15 例，好转（临床症状明显减轻，B 超检查前列腺体积缩小，膀胱无残余尿）18 例，无效（临床症状无明显减轻，B 超检查前列腺体积无明显缩小，膀胱仍有残余尿）5 例。总有效率 86.8%。

【验方来源】 郭晓云. 穿甲八正散治疗前列腺增生 38 例 [J]. 云南中医中药杂志，2001，22（4）：25.

按： 前列腺增生症属于中医学癃闭、淋证范畴。多因肾元亏虚，痰瘀阻滞。治以活血化瘀、清热利尿、升清降浊为主。穿甲八正散中以炮穿山甲（代）为主药，配合王不留行、红花活血化瘀散结；黄芪、升麻、柴胡升清降浊；白花蛇舌草、瞿麦、萹蓄、石韦、车前子、冬葵子、栀子、牛膝清热化湿利尿。诸药合用，共奏利尿通闭、活血祛瘀散结之功，用于治疗前列腺增生症有较好的疗效。

前列通煎剂

【药物组成】 熟地黄、炮穿山甲（代）（先煎）、炙鳖甲（先煎）、皂角刺、浙贝母各 15 g，肉桂 6 g，石见穿 30 g，大黄、当归、蜈蚣各 10 g，三棱 12 g。

加减：兼湿热者，佐清热利湿之品，加六一散 9 g，泽兰、车前子（包煎）各 15 g；兼中气不足者，佐益气补中之品，加黄芪 24 g，枳壳 30 g，升麻 8 g；兼气滞者，佐理气行滞之品，加乌药、木香各 10 g，莪术 12 g；兼急性尿潴留者，佐开宣肺气之品，加荆芥、桔梗 12 g。

【适用病症】 前列腺增生症。

【用药方法】 隔天 1 剂，水煎 2 次，分早、晚服。1 个月为 1 个疗程，治疗 3 个疗程。

【临床疗效】 此方加减治疗前列腺增生症 56 例，临床治愈（临床症状完全消失，直肠指诊和 B 超检查前列腺接近正常大小）34 例，有效（临床症状部分消失，直肠指诊和 B 超检查前列腺较前缩小）21 例，无效（临床症状缓解不明显，直肠指诊及 B 超检查无明显变化）1 例。总有效率 98.2%。

【验方来源】 夏冠军，于雪梅，李承功. 前列通治疗良性前列腺增生 56 例 [J]. 山东中医杂志，2003，22（1）：20.

按： 前列腺增生症因下尿路机械性梗阻，残余尿量增多，影响肾和膀胱之用，故以肾元亏虚、痰瘀阻滞为病机。治宜补肾益气、活血化瘀、祛痰散结为原则。前列通煎剂中的熟地黄、肉桂补肾益元；大黄、三棱、当归、石见穿活血破瘀散结；炮穿山甲

（代）、炙鳖甲溃坚消肿、活血消癥；皂角刺、浙贝母、蜈蚣祛痰理气通络。诸药合用，共奏补虚、涤浊、化痰、活血之功，并可消除前列腺肿胀，解除下泌尿道梗阻，故疗效较佳。

前列通闭汤

【药物组成】 泽泻、萹蓄、车前子、黄柏、虎杖、白花蛇舌草、王不留行、地龙、乌药、淫羊藿、枸杞子各 15 g，黄芪 20 g，蜈蚣 3 条。

【适用病症】 前列腺增生症。

【用药方法】 每天 1 剂，水煎服。

【临床疗效】 此方加减治疗前列腺增生症 50 例，治愈 42 例，有效 5 例，无效 3 例。

【验方来源】 段登志. 自拟前列通闭汤治疗前列腺增生 50 例疗效观察 〔J〕. 云南中医中药杂志，2002，23（4）：21.

按：中医学认为，前列腺增生症是由于肺、脾、肾、三焦功能失调，导致膀胱气化不利，水湿内停所致。病情往往虚中夹实，实中兼虚，虚实错杂。治宜清热利湿、温肾活血为主，标本兼顾以获通达之功。前列通闭汤中的泽泻、萹蓄、车前子、黄柏、虎杖、白花蛇舌草清热除湿；王不留行、地龙、蜈蚣活血化瘀通淋；乌药理气行气；黄芪、淫羊藿、枸杞子益气补肾。诸药合用，共奏补肾与通利并用、标本兼治之功，用于治疗前列腺增生症，可获较好的疗效。

地芍苓芽桃术汤

【药物组成】 炒麦芽、土茯苓各 30 g，山慈姑、生地黄、赤芍、地龙、淫羊藿、枸杞子、桃仁各 10 g，牛膝、莪术各

15 g，炮穿山甲（代）（研末冲服）5 g。

加减：若会阴部坠胀不适者，加荔枝核 15 g；口苦发热者，加黄柏、知母各 10 g；小便点滴而下者，加琥珀末（冲服）5 g；小便涩痛者，加车前草 30 g；腰膝酸软者，加续断 15 g。

【适用病症】　前列腺增生症。

【用药方法】　每天 1 剂，用冷水先浸 30 分钟，水煎 2 次，共取药液约 600 mL，分早、中、晚温服。30 天为 1 个疗程。另配合灌肠方（红藤、牡蛎各 30 g，大黄 10 g，桂枝、姜黄各 15 g），每天 1 剂，浓煎取药液 200 mL，晚间保留灌肠。无法灌肠者用坐浴方（红藤 50 g，芒硝 25 g，桂枝、姜黄各 30 g），每天 1 剂，水煎 2 次，取药液先熏洗会阴部，后坐浴。每天 2 次，每次 30 分钟。

【临床疗效】　此方加减治疗前列腺增生症，获效满意。

【病案举例】　陈某，男，54 岁。小便混浊 3 个月，伴涩痛，就诊前夜起小便点滴未出。诊见：少腹胀急、疼痛拒按，腰困难俯，表情痛苦，心烦纳差，口苦，舌质暗淡、苔根部厚腻，脉沉数；直肠指检：前列腺Ⅱ度增生，质地光滑，中央沟消失。西医诊断为前列腺增生症。中医辨证属肾虚血瘀，湿蕴化热。急则治标，先行导尿约 120 mL，并留置导尿管。并以益肾化瘀、清利水湿为主的中药内服。方用地芍苓芽桃术汤去赤芍、淫羊藿、莪术，加郁李仁、知母各 10 g，车前草 30 g，黄柏 6 g，琥珀末（冲服）5 g。服 3 剂后拔出导尿管，患者能自行排尿，但有涩痛感。继以上方化裁治疗，并用灌肠方每晚 1 次保留灌肠。前后服药 25 剂，灌肠 18 次后，诸症状消除，临床治愈。

【验方来源】　席恒. 前列腺增生症论治浅谈［J］. 甘肃中医，2003，16（2）：34.

按：前列腺增生症属中医学淋证、癃闭等范畴。其致病之因在于肾阳亏虚，痰浊湿邪，瘀血败精。病理变化则在于气化无权，湿蕴水停，痰瘀败精互结于腺体，形成积肿，阻塞水道而致。临床表现以尿频淋漓或小便闭为其特征，为本虚标实、虚实夹杂证。肾虚为本是关键，痰瘀为标，瘀结导致尿道梗阻为标实见症。其病位在膀胱，但与肾关系密切。治当标本兼顾，益肾养精以固本，活血化瘀以治标，佐以清利解毒之法，攻补兼施。地芍苓芽桃术汤中的炒麦芽消积和中；山慈姑化痰散结；土茯苓解毒除湿；炮穿山甲（代）活血消肿；牛膝活血益肾，利水通淋；枸杞子、淫羊藿温阳益肾；生地黄养阴；赤芍、地龙、莪术、桃仁活血散结，通络利尿。诸药合用，通补兼施，化瘀散结，消肿通闭。而灌肠方中的红藤解毒活血；大黄祛瘀；牡蛎软坚散结；桂枝、姜黄温经活血直达病所。内外合治，协同收效。对本病致急性尿潴留者，应采取导尿等中西医急救措施，尽快减轻患者的痛苦，防止延误病情，引起变症。此外，本病的调养护理也有重要作用。起居饮食调养是本病康复的重要环节，许多诱发因素，如长途骑自行车、饮酒、过食辛辣、疲劳、憋尿等，往往加重症状或者诱发急性尿潴留。而综合性的医疗保健措施，对本病康复有良好的辅助作用。

参 芪 药 酒

【药物组成】　黄芪、天花粉各 30 g，党参、三棱、莪术、鸡内金、威灵仙各 15 g，水蛭、当归、知母、桃仁各 12 g。

加减：脾虚便溏者，去知母、桃仁，加白术、生山药；肾虚怕冷者，加肉桂、补骨脂；小便失禁者，加益智仁、桑螵蛸；小便涩痛明显者，加竹叶、黄柏；血尿者，加白茅根。

【适用病症】　前列腺增生症。

【用药方法】　上药浸入白酒 2 000 mL 中，1 周后饮用，每次 30 mL，每天 2 次。30 天为 1 个疗程，一般治疗 2～4 个疗程。

治疗时停用其他药物及辅助治疗。

【临床疗效】 此方加减治疗前列腺增生症 36 例，显效（B超检查示前列腺体积较治疗前明显缩小，残余尿量减少，临床症状明显改善）14 例，有效（B超检查示前列腺体积较前缩小，临床症状改善）19 例，无效（临床症状改善明显，B超检查示前列腺体积与治疗前无缩小）3 例。总有效率 91.7%。

【病案举例】 王某，男，70 岁。自诉 1 年多来出现尿频、尿急，夜尿次数明显增多，尿有余沥。曾服用消炎药治疗效果不佳，症状渐加重。直肠指检：前列腺Ⅱ度增生，表面光滑无结节，边缘清楚，质中，弹性一般，中央沟消失。B超检查：良性前列腺增生，排尿后膀胱残余尿量约 80 mL。诊见：舌质暗紫、苔薄，脉细涩。予上述药酒治疗 2 个疗程后，夜尿次数明显减少。B超复查：前列腺体积较前明显缩小，排尿后膀胱内未见残余尿。

【验方来源】 刘绍峰. 药酒治疗前列腺增生 36 例 [J]. 江苏中医，2001，22（4）：25.

按：前列腺增生症是老年男性的常见病、多发病，是由前列腺的异常增生引起。前列腺增生压迫尿路引起排尿困难，表现为夜尿增多，尿有余沥，小便涩痛，小腹坠胀等，而膀胱内多余的尿又是逆行性尿路感染的重要原因之一。根据本病的主要临床症状，归属于中医学癃闭、淋证、癥瘕等范围。其病机亦多归为下焦湿热、气不化水。而且由于患者年高体虚，气亏血虚，脏腑失调，气滞瘀结，日久而成本病。治疗上应以补气行气、活血散结立方。参芪药酒中的三棱、莪术、水蛭、鸡内金为消癥之主药；天花粉消肿散结；桃仁活血化瘀；更有党参、黄芪、当归、知母等诸药相伍，破瘀散结而不伤正，气旺而更能助消解之功，服之即可补其气、活其血、化其结；方中威灵仙与曲酒共用，有辛温走窜之功，以助药达病所。

葱蒜栀子菖蒲外敷方

【药物组成】　独头蒜1个，栀子3枚，葱白5条，石菖蒲15 g，食盐少许。

【适用病症】　前列腺增生症。

【用药方法】　上药共捣烂，用布包外敷脐部，或将诸药混合后炒热外敷，以利药力透达病处。饮食以清淡之品为宜，应避免辛辣刺激之品与过咸、过甜食物，起居应有规律，节欲，忌过劳，情绪应稳定。

【临床疗效】　此方外敷治疗前列腺增生症，有较好的疗效。

【验方来源】　罗振华. 梁乃津教授治疗前列腺增生症的经验［J］. 新中医，1996，28（12）：10.

按：前列腺增生症属中医学的癃闭、淋病范畴。病机多与性激素平衡失调有关，加之劳累、寒凉、情绪、饮食失当等因素而诱发。本病的发生，一责之于虚，二责之于塞，特点是虚实夹杂，治疗上除了内服药物外，对病情较重者，尚可结合外治法，局部外敷辛辣窜通之品，以达到通窍利尿作用。因此，葱蒜栀子菖蒲外敷方外敷治疗前列腺增生症有较好的疗效。

隔药灸药饼

【药物组成】　熟附子4份，熟地黄、山药、吴茱萸、泽泻、车前子各2份，肉桂、牛膝、香附各1份。

【适用病症】　前列腺增生症。中医辨证属肾阳虚型。

【用药方法】　将上药按比例，共取20 kg，然后打粉，过80目筛。先取其一半药粉，加水4 000 mL拌匀，隔水蒸1小时，冷却后拌入酒曲，再作密封发酵。2 周后出料，加入另一半药粉，并倒入蜂蜜 1 kg，明矾适量，拌匀后放置 1 天，然后压制成直径为 6 cm，厚 0.3~0.5 cm 的软药饼备用。用时放置于患者的关元、神阙、命门及次髎等穴位上，外贴以温灸贴。贴敷时间是每次 6~8 小时，每天 1 次，10 天为 1 个疗程，连续治疗 2 个疗程。

【临床疗效】 此方加减治疗前列腺增生症证属肾阳虚型 36 例，显效（临床症状及体征消失）20 例，好转（临床症状及体征改善）14 例，无效（临床症状及体征无改善）2 例。总有效率 94.4%。

【验方来源】 严伟，殷建权. 隔药灸治疗肾阳虚型前列腺增生 36 例［J］. 新中医，2003，38（8）：351.

按： 前列腺增生症属中医学癃闭范畴。常因肾阳不足致膀胱气化无权而致，治以温阳补肾、调理气机为主。隔药灸可培补元气，益肾温阳。其中的熟附子、肉桂、吴茱萸善补下焦阳气，熟地黄、山药补肾滋阴，牛膝、车前子、泽泻利水，配香附能通利三焦。诸药合用，制成隔药灸药饼可发挥药物的外治作用，并有助于药物直达病所，用于治疗前列腺增生症，疗效佳。

前列腺增生症致尿潴留验方

芪 益 汤

【药物组成】 黄芪、茯苓各 30 g，生地黄 20 g，女贞子、益智仁、党参各 15 g，白术、泽泻、乌药、怀牛膝、炮穿山甲（代）各 12 g，桔梗、鸡内金、桂枝各 10 g。

加减：合并膀胱湿热者，加黄柏、知母各 12 g；合并寒湿者，易桂枝为肉桂 3 g，加熟附子 5 g。

【适用病症】 前列腺增生症致急性尿潴留。临床表现有前列腺增生症病史，如尿流变细，尿后余沥不清，时而遗尿，夜尿增多，伴有小腹胀痛，腰酸腿软，舌质暗红、苔黄白相兼，尺脉无力。在此基础上出现少腹胀痛难忍，小便点滴难出等急性尿潴留症状。

【用药方法】 每天 1 剂，水煎 2 次，分早、晚服。

【临床疗效】 此方加减治疗前列腺增生症致急性尿潴留 19 例，经治疗 5~7 天后，拔除尿管后未再见尿潴留，继续服用益肾化瘀利湿中药 3~6 个月以巩固疗效。

【病案举例】 张某，男，81 岁。2 年来间歇排尿余沥不净，少腹微胀，夜尿频频。2 天前劳累憋尿后出现少腹胀痛难忍，小便点滴难出，经某医院予导尿后留置尿管。诊见：除上症状外，伴见口干苦、不多饮，腰痛腿软，舌质暗红、苔黄白稍厚，脉弦大尺部无力。B 超检查：前列腺 5.2 cm×4.8 cm。中医诊断：癃闭。证属肾虚夹湿热瘀阻。方用芪益汤去党参，加知母 12 g，黄柏 10 g。5 剂。服第 1 剂药后的第 2 天少腹胀痛减轻，第 5 天拔除尿管后小便自排。转用益肾化瘀利湿药物治疗 5 个月后，诸症状悉除。随访半年未见复发。B 超复查：前列腺 3.8 cm×4.2 cm，膀胱残留尿约 2 mL。

【验方来源】 刘和强. 益肾利湿通窍法治疗前列腺增生致急性尿潴留 19 例 [J]. 新中医，2000，32（9）：25.

按： 前列腺增生症发展到急性尿潴留，属于中医由癃至闭的证候演变。其病机乃脾肾阳气虚衰，瘀阻湿浊蕴结下焦。治以益肾健脾，振奋中下焦阳气，加利湿通窍之品，使湿浊利，瘀血化，小便可自下。芪益汤中大剂量的黄芪、党参、白术、茯苓健脾益气；泽泻、桂枝温阳利水；生地黄、女贞子、益智仁、怀牛膝滋阴益肾；乌药性走下，助膀胱气化；加炮穿山甲（代），取其走窜，助温阳利湿开窍之功；用鸡内金以化瘀；桔梗以提壶揭盖，开启上焦宣发之功。诸药合用，共奏益肾利湿通窍之功，用于治疗前列腺增生症致急性尿潴留，疗效佳。

公英葫芦茶

【药物组成】 蒲公英、三棱、莪术各 15 g，葫芦、冬葵子、王不留行、益智仁、车前子（包煎）各 30 g，牛膝 10 g，肉桂 3 g。

加减：小腹作胀者，加小茴香、乌药理气消胀；会阴下坠明显者，加服补中益气口服液；口干欲饮者，加天花粉 10 g；阳痿者，加九香虫 6 g；夜寐不安伴有轻度神经衰弱者，加酸枣仁 10 g，牡蛎 20 g；纳食不香者，加炙鸡内金 10 g。

【适用病症】 前列腺增生症致急性尿潴留（癃闭）。临床表现为有前列腺增生症病史，在此基础上出现尿意频急，反复用力排尿，但小便难出，点滴不畅或闭塞不通；少腹膨满、胀痛难忍；排尿虽困难，但不伴有尿道涩痛。经 B 超检查：膀胱有残余尿液。

【用药方法】 每天 1 剂，水煎 2 次，分早、晚服。1 个月为 1 个疗程，治疗 1~3 个疗程。

【临床疗效】 此方治疗前列腺增生致急性尿潴留 75 例，临床控制（主要症状和体征消失，理化指标恢复正常）15 例，显效（主要症状和体征大部分消失，理化指标基本正常）31 例，有效（主要症状和体征部分减轻或消失，理化指标有所好转）24 例，无效（主要症状和体征无变化）5 例。总有效率 93.4%。

【验方来源】 孙建明. 公英葫芦茶治疗癃闭 75 例临床观察 ［J］. 辽宁中医杂志，2003，30（4）：296.

按： 前列腺增生症属中医学癃闭范畴。其病机复杂多端，病程长久，久病致瘀致虚。而肾阳虚衰，气化不利，或湿热下注，瘀血内停，阻塞膀胱，水道不畅而致癃闭。治以温肾清热利水、活血化瘀通淋。公英葫芦茶中的蒲公英利湿通淋，清热解毒；葫芦利水力较强；冬葵子能利水通淋，配蒲公英等可清热解毒散结；车前子利水并能清下焦湿热；益智仁治小便余沥；肉桂温补肾阳，行气利水，有助于膀胱气化功能的恢复；牛膝既补又善行，又能利尿通淋，活血化瘀；三棱、莪术功擅活血化瘀。现代药理研究认为，活血化瘀类药物能明显改善血液流变学，降低血浆黏度，加快血液循环，改善局部充血水肿。诸药合用，具有温肾清热利水、活血化瘀通淋的功效，用于治疗前列腺增生症引起的尿潴留疗效满意。

加味真武汤

【药物组成】 熟附子、茯苓、白术、桂枝、乌药各 15 g，白芍、猪苓、泽泻各 12 g，生姜 6 g，鱼腥草 30 g。

【适用病症】　前列腺增生症致急性尿潴留。

【用药方法】　每天1剂，水煎3次，分早、中、晚服。药渣则用纱布包紧，放锅内蒸热（温度以皮肤能承受为宜，防止烫伤皮肤），置于会阴部热敷，每天热敷3～5次，有尿意即排。治疗期间预防感冒、劳累，禁辛辣、烟酒及刺激性食物。

【临床疗效】　此方治疗前列腺增生致急性尿潴留59例，立刻排尿21例，1小时后排尿27例，3小时后仍未排尿行导尿术后用此方尿潴留排除8例，无效3例。总有效率94.9%。

【病案举例】　某男，76岁。患前列腺增生症25年，近5年来，每年发生尿潴留3～5次。诊见：面色㿠白，稍有浮肿，神气怯弱，畏寒肢冷，腰膝酸软，小腹胀痛拒按，尿道口红肿，舌质淡、苔薄白，脉沉细无力。直肠指检：前列腺体积明显增大，质硬，中央沟消失。B超检查：前列腺 5.3 cm × 6.6 cm × 5.8 cm，残余尿约 1 000 mL。急用加味真武汤，水煎服，并用药渣布包后外敷会阴部、小腹部。内服、外敷后小便逐渐排出，约1小时后经B超复查仍有残余尿 150 mL 左右。继续用上法治疗10天后，残余尿排尽。

【验方来源】　姚建军. 真武汤治疗前列腺增生导致急性尿潴留59例［J］. 山东中医杂志，2000，19（3）：154.

按：急性尿潴留是前列腺增生症常见并发症，属中医学癃闭范畴。临床表现及体征可表现为肾阳不足，由于年老体弱或久病体虚，致使肾阳不足，命门火衰，膀胱气化无力而小便不能排出，故服用加味真武汤温阳利水，同时用药渣热敷会阴及小腹部，内外加温，可使阳气大振，并通过温热效应直接作用于前列腺，促进血液循环，加速局部新陈代谢，改善局部环境，使尿液排出。

通关散结汤

【药物组成】 皂角刺、炙鳖甲、川牛膝、赤芍各 15 g，王不留行、丹参各 30 g，炮穿山甲珠（代）10 g，路路通 24 g，川楝子 12 g。

加减：气虚者，加黄芪 30 g，党参 15 g；血瘀者，加三七 6 g，红花、土鳖虫各 10 g；偏湿热者，加蒲公英、薏苡仁各 30 g，苍术、黄连各 10 g；阴虚者，加太子参 30 g，西洋参 6 g，生地黄 15 g；合并肾盂积水者，加益智仁 30 g，乌药 6 g；合并前列腺结石者，加金钱草 30 g，鸡内金 10 g。

【适用病症】 前列腺增生致尿潴留。临床表现为尿闭或排尿点滴不畅，多见于 50 岁以上，残余尿量 >60 mL，直肠指诊：前列腺明显增大，膀胱镜检查前列腺有增大表现、膀胱壁有许多小梁形成。

【用药方法】 每天 1 剂，水煎取药液 400 mL，分早、晚 2 次温服。30 天为 1 个疗程。

【临床疗效】 此方加减治疗前列腺增生致尿潴留 62 例，治愈（排尿通畅，残余尿量 <60 mL，直肠指诊前列腺基本恢复正常大小）23 例，好转（尿路梗阻症状减轻，排尿改善，但残余尿量仍 >60 mL，直肠指诊前列腺较治疗前缩小）35 例，无效（治疗前后无改善）4 例。总有效率为 93.5%。

【验方来源】 王东辉，郭昧明. 通关散结汤治疗前列腺增生尿潴留 62 例［J］. 山西中医，2003，19（1）：22.

按：前列腺增生致尿潴留系内分泌激素平衡失调等综合因素引起，使后尿道延长、变曲、受压，膀胱出口抬高，出现排尿困难并逐渐加重，甚至出现下尿路梗阻等症状。中医学认为，本病的病位在膀胱，涉及肺、脾、肾三脏。临床表现以尿闭或排尿点流不畅为其临床特征。究其病因多为年老肾亏，阴阳失和，经脉不利，相火妄动，煎熬津血，致使痰凝瘀阻，滞结肝经形成肿物。其病机为本虚标实，本虚为正气不足；标实为血瘀水停。治疗应急则治标，缓则治本。通关散结汤中用皂角刺、炙鳖甲、炮穿山甲珠（代）、王不留行、路路通、川牛膝、丹参、赤芍均为活血通络、软坚散结、消散积聚之要药，且都具有通经下乳之功效，而通经下乳之药，能起到雌激素样作用而抑制前列腺增生，改善膀胱括约肌痉挛。若膀胱尿潴留、肾盂积水则加用缩泉丸（益智仁、乌药），具有收缩尿路平滑肌的作用，通过增强尿路平滑肌的收缩功能，使膀胱中的残余尿排出达到止遗效果。加川楝子之寒、乌药之温直通下焦，有寒温得宜、行气止痛之功。此即所谓"气行则血行"，气血运行正常，则瘀积自消。临床上若见偏于气虚者则加补气之黄芪、党参；偏于阴虚者用西洋参、生地黄。如此辨证用药，可起到益气活血、软坚散结、利尿通淋的功效。

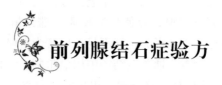

前列腺结石症验方

化瘀软坚泄浊汤

【药物组成】 萆薢 12 g，苍术 10 g，车前子、冬葵子、王不留行各 30 g，炒黄柏、三棱各 10 g，川牛膝 18 g，土鳖虫 5 g，丹参 20 g，皂角刺 25 g，紫花地丁 15 g。

加减：肾虚者，去黄柏、紫花地丁、苍术，加菟丝子、肉桂、公丁香；瘀血者，加益母草、失笑散（蒲黄、五灵脂）；浊阻为主者，加石菖蒲、龙骨、牡蛎。

【适用病症】 前列腺结石症。临床表现为小便频急，时有刺痛，尿血、血精，排尿不畅等。肛门指检：可扪及前列腺上有结节样实质性肿块、触之疼痛、边缘清晰。可经 B 超检查诊断。

【用药方法】 每天 1 剂，水煎 2 次，分早、晚服。服药期间忌辛辣、烈酒，房事适度。

【临床疗效】 此方加减治疗前列腺结石症 35 例，有效（症状消失，伴结石排出）20 例，显效（症状消失，结石排出或缩小）8 例，无效（症状减轻或无变化，结石无改变或增大）7 例。总有效率 80%。

【病案举例】 张某，男，62 岁。患者精液中带血 3 次，伴小便余沥，会阴部隐痛，腰酸，舌质红、苔薄，脉细沉。肛门指检：前列腺如鸡蛋大小，中央沟变浅，扪及一绿豆样大小的实质肿块，边缘清晰，触之稍痛。B 超检查：前列腺结石，大小约为 3 mm × 4 mm。中医辨证属肾虚浊阻。治以补肾泄浊，软坚散结。

方用化瘀软坚泄浊汤去苍术、黄柏、土鳖虫、车前子、紫花地丁，加肉桂 3 g，菟丝子 30 g，青龙齿（先煎）25 g，女贞子、旱莲草各 10 g。每天 1 剂。共服 25 剂，症状消失。B 超复查未见结石。嘱继续服用知柏地黄丸月余，以巩固疗效。

【验方来源】 李祥元. 化瘀软坚泄浊法治疗前列腺结石症 35 例 [J]. 江苏中医，2000，21（6）：28.

按： 前列腺结石是与一些钙类物质沉积于前列腺的淀粉样体、泌尿系的感染、老年男性性激素水平下降以及不良的生活习惯等有关。本病的病位主要在下焦，病因有肾虚、瘀血、痰浊、败精、湿热等，病机则为诸类邪毒恋于腺体，阻滞腺管，气化不畅，久而化热，煎熬成石。化瘀软坚泄浊汤中的萆薢、苍术、黄柏、紫花地丁清化下焦湿热；土鳖虫、三棱、丹参、王不留行化瘀散结；皂角刺、川牛膝软坚散结通络；车前子、冬葵子利湿泄浊。诸药合用，共奏化瘀软坚泄浊之功，用于治疗前列腺结石症可取得较为满意的效果。

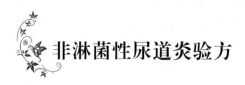

非淋菌性尿道炎验方

尿炎康合剂

【药物组成】 鱼腥草、车前草、益母草、黄精、山药、土茯苓、蒲公英各 30 g，丹参、黄柏、延胡索各 10 g，灯心草 3 扎，甘草 5 g。

【适用病症】 非淋菌性尿道炎。多有不洁性交史，临床表现有不同程度的尿频、尿急、尿痛、尿道刺痒及有分泌物等症状。检查沙眼衣原体、解脲支原体阳性。

【用药方法】 每天 1 剂，将上药用水浸泡半小时，水煎 2 次，每次 1.5 小时，过滤，合并滤液为 120 mL，每次 60 mL，每天服 2 次。2 周为 1 个疗程。

【临床疗效】 此方治疗非淋菌性尿道炎 100 例，痊愈（临床症状消失，聚合酶链反应检测结果阴性）63 例，有效（临床症状消失，但聚合酶链反应检测结果未转阴，或临床症状未完全消失，但聚合酶链反应检测结果转阴）28 例，无效（临床症状改善不明显，聚合酶链反应检测结果未转阴）9 例。总有效率 91%。

【验方来源】 周亦农. 尿炎康合剂治疗男性非淋菌性尿道炎临床研究 ［J］. 新中医，1997，29（5）：38.

按：非淋菌性尿道炎属中医学淋证范畴，多由房事不洁，秽浊之邪上犯或湿热内蕴，下注膀胱所致。尿炎康合剂中的鱼腥草具有清热解毒、利尿通淋之功效，现代研究证实，该药主要含鱼腥草素，有抗菌、抗病毒作用，可提高机体免疫功能；车前草具有清热利尿之功效，《药性论》言其"利小便，通五淋"，现代药理研究证实，该药具有抗菌、利尿的作用；黄柏具有泻火解毒、利湿降浊之功效，现代药理研究证实，该药水煎或醇浸剂在体外对多种细菌有不同程度的抑制作用。药敏试验表明，鱼腥草、车前草、黄柏对解脲支原体有抑制效应；蒲公英、土茯苓具有清热利湿解毒之功效；丹参、延胡索、益母草具有活血化瘀止痛之功效。现代药理研究证实，活血化瘀类药物可扩张血管，促进炎症吸收，并能疏通腺管，消散分泌物。黄精、山药滋阴养血，健脾益肾。诸药合用，共奏清热解毒、利尿通淋、化瘀止痛、补肾健脾之功效，用于治疗非淋菌性尿道炎有较好的疗效。

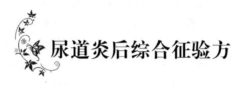

尿道炎后综合征验方

加味八正散

【药物组成】　瞿麦、萹蓄、车前子、大黄、焦栀子、灯心草、滑石、炮穿山甲（代）各 10 g，王不留行 15 g，木通、甘草各 6 g。

加减：疼痛较甚、瘀血明显者，加桃仁、红花各 10 g；肝肾不足、腰膝酸软者，加杜仲、女贞子各 10 g；失眠、头晕者，加酸枣仁 15 g。

【适用病症】　尿道炎后综合征。发病前均有淋病或淋菌性尿道炎病史，经治疗后复查淋球菌涂片、前列腺常规镜检、衣原体及支原体检测均无阳性发现，但临床表现为骨盆区、耻骨上或会阴部疼痛不适，或有尿频、尿急、排尿不畅或灼热、刺痛等尿道刺激症状，并伴有失眠、头晕、性欲减退等症状。

【用药方法】　每天 1 剂，水煎服。药渣再煎不少于 20 分钟后外用，先熏洗外阴，待药液温度适宜时行局部坐浴。对于局部疼痛明显，或有尿频、尿急、排尿不畅者，可配合西药治疗；症状较重者，可配合微波治疗，每周 2 次，每次 1 小时。14 天为 1 个疗程，连续治疗 2~3 个疗程。

【临床疗效】　此方加减治疗尿道炎后综合征 26 例，治愈（临床症状消失，肛门指检前列腺无压痛、大小基本正常）8 例，有效（临床症状明显好转）11 例，无效（治疗前后症状无明显改善）7 例。

【验方来源】 郭志飞，杨美霞. 中西医结合治疗男性尿道炎后综合征26例［J］. 浙江中医杂志，2003，（4）：160.

按： 男性尿道炎后综合征是淋病或淋菌性尿道炎经治疗后，已无尿道炎的体征，且实验室检查亦无阳性发现，但患者仍自觉有多种症状和不适，并具有恐惧、焦虑、紧张、羞愧、多疑等心理障碍。本病属中医学淋证范畴，多因感受外邪，或性交不洁，热毒内侵，致下焦湿热；或久病伤脾，脾虚湿壅，以致血脉瘀滞。治宜清热利湿、活血化瘀为主。加味八正散中重用活血化瘀药物，可改善血液循环，使症状得到有效的缓解。此外，配合心理治疗，消除患者各种不良的心理障碍，有利于提高本病的治疗效果。

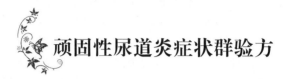

顽固性尿道炎症状群验方

舒肝通淋方

【药物组成】 萆薢、金钱草、生地黄各 15 g，栀子、川楝子各 10 g，橘核、荔枝核各 12 g，滑石 20 g，王不留行 30 g。

【适用病症】 顽固性尿道炎症状群，证属肝郁气滞型。临床表现为尿道刺痒不适，尿后余沥不尽，会阴少腹坠牵痛，情绪抑郁不欢，舌暗红、苔薄黄，脉弦。

【用药方法】 每天 1 剂，水煎服。1 周为 1 个疗程，治疗 1～3 个疗程。

【临床疗效】 此方治疗顽固性尿道炎症状群证属肝郁气滞型，疗效较佳。

【验方来源】 林坚坚. 辨证治疗顽固性尿道炎症状群 18 例 [J]. 新中医，2001，33（8）：48.

按： 顽固性尿道炎症状群，其临床表现变化多样，有时还出现精神方面的症状，且使用抗生素及其他西药难以奏效，治疗颇为困难。中医学认为，本病因精神抑郁，致使肝气郁结，血行不畅。治宜舒肝解郁，行气通淋，故选用舒肝通淋方治之。本方无耐药性及副作用小，治疗效果满意。

加味知柏地黄丸

【药物组成】 知母、黄柏、熟地黄、山茱萸各 12 g，山药、泽泻各 15 g，牡丹皮、茯苓各 10 g，白花蛇舌草 20 g，甘草 3 g。

【适用病症】　顽固性尿道炎症状群，证属肾阴不足型。临床表现为尿道刺痒不适等症状日久不愈，反复发作，腰酸膝软，失眠多梦，口干心烦，五心烦热，舌红、少苔，脉细数。

【用药方法】　每天 1 剂，水煎服。1 周为 1 个疗程，治疗 1～3 个疗程。

【临床疗效】　此方治疗顽固性尿道炎症状群属肾阴不足型，疗效较佳。

【病案举例】　潘某，男，54 岁。1 年前因不洁性接触后出现尿痛、尿频，大量黏稠的黄白色脓液由尿道口溢出等症状，经治疗后症状消失。近期因尿道口不适，偶见刺痒，反复发作 4 个月。诊见：面色潮红，手足心热，失眠多梦，尿道口不适、偶有刺痒，脉细数。证属肾阴不足型，用加味知柏地黄丸，每天 1 剂。连服 7 剂后，自觉症状减轻。原方加旱莲草、女贞子各 15 g 加强滋阴之力，连服 14 天后病愈。

【验方来源】　林坚坚. 辨证治疗顽固性尿道炎症状群 18 例［J］. 新中医，2001，33（8）：48.

按：顽固性尿道炎症状群的临床表现复杂，使用抗生素及其他西药难以奏效，治疗较为棘手。若日久不愈，反复发作，临床表现以肾阴不足的症状为主者，治宜滋阴清热，故选用加味知柏地黄丸治之，可获满意的疗效。

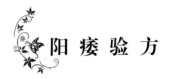

阳痿验方

九香疏肝汤

【药物组成】 九香虫、醋柴胡、郁金、龙骨、牡蛎、白芍、当归、甘草。（原方无药量）

加减：若见肝郁化火者，酌加牡丹皮、栀子、绿豆衣等；如兼心神受扰者，可加莲子心、酸枣仁、茯苓、茯神、远志等；若伴前列腺炎、睾丸炎而见湿热之象，则配清热除湿法，可选四妙丸加减；若肝郁寒化而见少腹时痛、肢寒怕冷、小便清长者，酌加乌药、小茴香、吴茱萸等。

【适用病症】 阳痿。临床表现为阳痿不举，或举而不坚，伴见心悸易惊，常常寐中阳举，举而遗精，可有失意多疑、精神压力过重、恐惧等诱因。

【用药方法】 每天 1 剂，水煎服。

【临床疗效】 此方加减治疗阳痿，疗效颇佳。

【病案举例】 沈某，男，28 岁。婚后半年阳事不举，伴寐中遗精，夜间盗汗，神疲乏力，失眠多虑，平时多思少动。婚前曾有手淫及性生活不洁史，婚后思想负担较重，前医多用温阳补肾剂而未效。诊见：舌淡红、苔薄白，脉细弦。证属肝郁气滞，气血闭阻，宗筋失纵。治以疏肝解郁为主，佐以益肾安神，方用九香疏肝汤加味。处方：九香虫、郁金、当归、茯苓、茯神各 10 g，柴胡 6 g，白芍、炒酸枣仁、夜交藤、合欢皮各 12 g，煅龙骨、煅牡蛎各 20 g，生地黄 15 g，甘草 3 g。服 7 剂药后，晨起时阴茎已举，遗精消失，盗汗减轻。继续治疗1周后，阳事已如常，盗汗、失眠等症状缓解。继续巩固治疗1个月，阳事顺畅。

【验方来源】 陶嘉. 刘永年运用疏肝解郁法治疗阳痿经验[J]. 中医杂志，2001，42（1）：18.

按：阳痿分虚实两端，证型有肾虚火衰、湿热下注、阴阳亏虚、肝郁不达之别，虽与肾功能密切相关，但与肝之疏泄功能亦有密切关系。肝主疏泄，为宗筋之官。肝郁不达，气血失畅，宗筋不得肝血充盛，遂纵弛失用而成阳痿。因此，阳痿的病机除肾虚与邪热有关外，肝失条达亦是重要的病理因素。本病治疗的重点在疏畅肝经气血，使肝气条达，经络通畅，气血得行，阴阳调和。九香疏肝汤中的九香虫为虫类药，温而微咸，善入肝肾之经，功善理气化滞、温中助阳，其性走窜，疏通力强，对脏腑经络内外、气血凝结之处皆能开之，为主药；辅以醋柴胡、郁金、当归、白芍疏肝解郁，调畅肝经气血，兼能补肝柔肝，滋养宗筋；佐以龙骨、牡蛎重镇安神，补阴收涩，兼治失眠遗精、自汗盗汗等；使以甘草，调和诸药，更与白芍配伍酸甘化阴，柔肝和中。诸药合用，共奏疏肝解郁、畅达肝经气血之功，用于治疗阳痿，疗效较好。

山楂泥鳅汤

【药物组成】 山楂25~30 g，韭菜子20 g，泥鳅2条，食盐适量。

【适用病症】 阳痿。临床表现为阴茎不举，或临房举而不坚。

【用药方法】 每天1剂，水煎。先将山楂、韭菜子煎沸3分钟后，速放入活泥鳅，盖好盖。2分钟后，将泥鳅捞出来除去内脏，再放入继续用文火煎 10～15 分钟后，加入食盐即可饮汤食泥鳅。复煎按上述操作，只加入泥鳅即可。7 天为 1 个疗程，连服 2～3 个疗程。

【临床疗效】　此方治疗阳痿 32 例，显效（能正常进行房事）19 例，好转（勃起较正常，持续时间延长，超过 5 分钟）9 例，无效 4 例。总有效率 87.5%。

【病案举例】　张某，男，46 岁。阳痿不举近 1 年。初起时能勉强勃起，但持续时间不足 2 分钟，曾服过男宝、三鞭丸及滋阴壮阳药酒等，均疗效短暂。近来甚至房事时，均不能勃起或举而不坚，伴有腰膝酸软，牙齿松动，形体浮肿，神疲乏力，晨起大便先干后稀，舌淡边有齿痕，脉沉细而弱。中医辨证属肾阳不足，治以温肾助阳。方用山楂泥鳅汤治疗，连服 1 个疗程，阴茎可以勃起，大便成形，余症状明显好转。再服 1 个疗程后，房事正常。随访 1 年未复发。

【验方来源】　吴贤森. 山楂泥鳅汤治疗阳痿 32 例［J］. 新中医，2001，33（11）：59.

按：阳痿有虚实之分，并以虚证为多见。在虚证之中又以元阳不足为多。其病因，或因贪欲过度，房事不节；或因禀赋衰弱，先天不足；或因少年时频繁手淫，耗伤肾气而致。山楂泥鳅汤中的山楂消食化积，现代药理研究表明，山楂能增强酶的作用，促进肉类消化，药物吸收；韭菜子益肾助阳；泥鳅补中气，祛湿邪；食盐既助药入肾，坚筋骨，又调味助食。诸药合用，标本兼顾，对治疗虚证阳痿疗效显著，食药并用，简便廉效佳。

加减龙胆泻肝汤

【药物组成】　龙胆草 3 g，柴胡、黄芩、焦栀子、车前子各 10 g，泽泻、生地黄、白芍、当归、枸杞子各 15 g，蜈蚣 1

条。

【适用病症】　阳痿，证属湿热型。临床表现除阳痿外，伴有手足心烦热，口干而苦，阴囊潮湿，会阴坠下，下肢酸重，尿道灼热，小便黄赤臊臭，舌红、苔黄腻，脉濡数。

【用药方法】　每天1剂，水煎2次，分早、晚服。20天为1个疗程。

【临床疗效】　此方加减治疗阳痿证属湿热型36例，临床治愈（性生活恢复正常，临床症状消失）10例，好转（阴茎能举，能进行性生活，但时好时差，临床症状改善）19例，未愈（临床症状无变化）7例。总有效率80.56%。

【病案举例】　刘某，男，41岁。阳痿4年，曾服多种药物无效。诊见：口干而苦，会阴坠胀不适，尿黄赤，舌红、苔薄黄，脉濡数。前列腺液镜检：卵磷脂小体（＋），白细胞10～20个/高倍视野。中医诊断：阳痿。证属湿热下注型。方用加减龙胆泻肝汤8剂后，自觉症状改善，夜间勃起较前好转。继服10剂后，性生活已恢复正常，仅感射精乏力，后予六味地黄丸以善其后。

【验方来源】　张鹏. 龙胆泻肝汤治疗阳痿36例［J］. 陕西中医，2000，21（3）：113.

按：阳痿，除肾气不足、肾精亏虚、思虑伤脾、肝气郁结、气滞血瘀等证型之外，湿热下注型临床上也很常见。其病机是起居失节，过食辛辣厚味，滥服温补，导致湿热内蕴，循经下注，耗伤阴血，终至阳痿。加减龙胆泻肝汤中的龙胆草为除湿清热之君药，使以柴胡引经，佐以黄芩、焦栀子、泽泻、车前子利前阴，湿热有所出。以上诸味苦寒泻肝利湿之品，恐有伤肝之虞，故又加当归、生地黄、白芍、枸杞子等补血柔肝，荣养宗筋。蜈蚣为臣药，入肝经，其走窜之力最速，通经逐邪，使肝气条达，经络通畅，气血得行。诸药合用，补泻兼施、清热利湿，且补不滋腻，泻不伤正，寓补于通，共奏清下焦湿热、柔宗筋血脉之效。

龙胆泻肝汤加减方

【药物组成】　龙胆草 15 g，栀子、柴胡、车前子、黄芩、蛇床子、牛膝各 10 g，薏苡仁 20 g，当归、泽泻、木通、生地黄各 12 g，黄柏 9 g，蜈蚣（研末冲服）1~2 条。

加减：大便秘结者，去当归，加大黄（后下）10 g；小便不利者，加瞿麦、萹蓄各 15 g；皮肤发黄、瘙痒者，加茵陈 15 g，苦参 12 g，土茯苓 30 g。

【适用病症】　阳痿，证属湿热型。临床表现为阴茎萎弱不能勃起或举而不坚，不能完成性交，阴囊潮湿，大便黏滞，小便短赤，心烦口苦，肢体困倦，或伴见腰膝酸软，小便不利，阴囊瘙痒，舌红、苔黄腻，脉滑濡数。

【用药方法】　每天 1 剂，水煎服。

【临床疗效】　此方加减治疗阳痿证属湿热型 86 例，治愈（临床症状全部消失）12 例，显效（阴茎能勃起，但维持时间不长，可勉强完成性交，体征明显好转）36 例，有效（阴茎能勃起，但举而不坚，完成性交不满意，其他症状也有好转）22 例，无效（临床症状及体征均无改善）16 例。总有效率 81.40%。

【病案举例】　林某，男，42 岁。阳痿 8 年。平素嗜食肥腻之品，形体肥胖，又因患阳痿日久，自购人参、鹿茸、鹿角胶等温补之药长期服用。诊见：性交时阴茎不能勃起或举而不坚，四肢困倦乏力，心烦口苦，口粘，阴囊潮湿，大便黏滞，小便短赤，舌质红、苔黄腻，脉滑濡数。证属湿热内蕴，下注肝脉，宗筋弛缓之阳痿。治宜清利肝经湿热。用龙胆泻肝汤加减方加绵茵陈、瞿麦各 10 g。连续服药 1 个月后，四肢困倦明显改善，阴茎能勃起进行性交,但维持时间不长。续服上方1个月后,阴茎能随欲勃起,其余症状体征均消失。继续治疗1个月巩固疗效。随访1年无复发。

【验方来源】 傅陆.龙胆泻肝汤加减治疗阳痿86例〔J〕.国医论坛,2003,18(1):27.

按: 阳痿是阴茎不举或举而不坚。多因湿热内蕴,下注肝脉,使宗筋弛缓,不能随欲而起。肝主筋,阴茎为"筋所聚",湿滞肝脉,气机不利则不能畅通宗筋气血,阴茎则痿而不起。龙胆泻肝汤加减方具有清利肝经湿热之功效,可使肝气通利,阳道通畅,宗筋得养,阴茎能起,湿热得除,其他症状体征也随之消失。

温肾补精壮阳方

【药物组成】 熟地黄、覆盆子各30 g,山药、枸杞子各20 g,山茱萸、肉苁蓉、菟丝子、鹿角胶(烊化)、杜仲、露蜂房、牛膝、党参、黄芪各10 g,全蝎3 g。

【适用病症】 阳痿,证属肾虚型。临床表现为未老先衰,须发早白,头晕腰酸,形寒肢冷,性欲减退,阳事不举,牙齿动摇或脱落。

【用药方法】 每天1剂,水煎服。

【临床疗效】 此方治疗阳痿,疗效较好。

【病案举例】 许某,男,50岁。近3年来形态渐丰,大腹便便,常感头昏腰酸,神疲乏力,须发早白,神思困倦,性欲减退,因血压偏高(21.3/12 kPa),服用西药利血平。但用药3个月后,阴茎萎软,临房不坚,平素手脚不温,黎明如厕,大便溏薄,舌淡、苔薄白,脉沉细。中医辨证属肾气肾阳俱虚,精血不足,命门火衰。选用温肾补精壮阳方治之,另服龟龄集。服药2

个月后，头昏腰酸、形寒肢冷、便溏等症状均好转，阴茎渐挺，逐渐恢复原有功能，而且停用降压西药后，血压维持在 18.67/10.67 kPa 水平，病遂痊愈。

【验方来源】 徐剑豪. 阳痿诊治点滴 [J]. 江西中医药，1998，29（2）：13.

按： 阳痿是男性常见病之一，尤其是中老年人因肾气渐虚，精气不足，无以振奋阳道，或后天失调，心脾两虚，化源不足，肾衰精少，均可导致阳痿的发生。若属肾气虚弱，命门火衰者，治拟补肾益精温阳为主，方用温肾补精壮阳方治之，可获得较好的疗效。

起阳亢痿散

【药物组成】 蜈蚣、蛤蚧、淫羊藿、当归、白芍、甘草，按 1:1:1:3:3:3 的比例。

【适用病症】 阳痿，证属肾虚肝郁型。临床表现为无性欲或性欲低下，阴茎不能勃起或短暂不坚，不能进行正常性生活，伴见腰膝酸软，头晕健忘，失眠多梦，性情忧郁。

【用药方法】 将上药共研细末，过 90～120 目筛。蜈蚣、蛤蚧不得去头足及烘烤，以免减低药效。每次服 6 g，每天 2 次，空腹用白酒或黄酒送服。30 天为 1 个疗程。服药期间忌食生冷及恼怒，同时进行心理疏导治疗，讲解有关性知识，消除患者对性交的恐惧心理。

【临床疗效】 此方治疗阳痿 62 例，治愈（临床症状消失，阴茎勃举坚而有力，能正常完成性交，随访半年无复发）45 例，好转（临床症状基本消失或好转，阴茎勃起有不同程度好转，基本上能进行性交）3 例，无效（经 1 个疗程治疗后，阴茎仍无勃起，无法完成性交）4 例。总有效率 93.55%。

【病案举例】 某男，52岁。阳痿不举、性交困难2年。因再婚后夫妻感情不和谐，同房时有恐惧感，初起阴茎尚能勃起，但举而不坚，继而情志忧郁，阳痿不举，不能完成性交，伴见腰膝酸软，失眠多梦，曾多方求治，服大量至宝三鞭丸、男宝及中药汤剂数十剂无效。实验室检查血尿常规、肝肾功能均正常。诊见：舌质淡、苔薄白，脉沉细微弦。方用起阳亢痿散治疗，嘱患者调畅情志，解忧郁，消除精神负担。治疗7天后，患者夜间出现阴茎勃起现象。10天后，每晚勃起2~3次，且较坚。15天后同房2次均成功。继续巩固治疗60天，诸症状悉除，夫妻性生活和谐，随访1年未复发。

【验方来源】 高文新. 起阳亢痿散治疗阳痿62例 [J]. 江西中医药，1998，29（2）：14.

按： 阳痿指阴茎不能勃起，或举而不坚。临床观察以肾虚型多见。但因肝主疏泄，主司情志活动的调节，其经脉绕阴器为宗筋之会。若肝肾为病，命门火衰，宗筋失养而弛缓，则阳痿不举。起阳亢痿散中的蜈蚣辛温入肝经，其性走窜，通经逐邪，疏肝开郁，条达宗筋；蛤蚧、淫羊藿补肾壮阳，振奋性机能，能使阴茎壮大坚硬；当归、白芍既能养血柔肝、荣养宗筋，又能监制蜈蚣辛温伤阴之弊；甘草培补中土以养先天。诸药合用，气血兼顾，经脏同治，补中有通，寓通于补之中。临证配合必要的心理治疗，可收到事半功倍的效果。

兴阳填精汤

【药物组成】 熟地黄20 g，山茱萸、续断、淫羊藿、枸杞子、菟丝子、仙茅各15 g，巴戟天、牛膝、紫河车（研末冲服）、远志各10 g，蜈蚣2条。

加减：阴虚火旺者，加生地黄、炙鳖甲；命门火衰者，加肉桂、熟附子；肝实疏泄者，加柴胡、郁金；心脾两虚者，加人参、黄芪、白术。

【适用病症】　阳痿。

【用药方法】　每天 1 剂，水煎取药液 300 mL，分早、晚服。2 周为 1 个疗程。服药期间忌食辛辣、戒酒，节制房事。

【临床疗效】　此方加减治疗阳痿45 例，治愈（阴茎勃起正常，能完成性生活）32 例，显效（阴茎勃起较前坚硬，同房时间延长，有明显性欲高潮）10 例，无效（阴茎不能勃起，或勃起短暂）3 例。总效率93.33%。

【病案举例】　徐某，男，35 岁。阴茎不举 3 年。诊见：阴茎不举，腰酸体倦，小便余沥不尽，伴失眠多梦，并有长期饮酒史，体形肥胖，舌质淡红有紫气、苔薄白微腻，脉细。证属脾肾两虚，痰浊瘀阻。治以补肾健脾，兴阳填精，佐以化痰活血。方用兴阳填精汤加僵蚕、桃仁、红花各 10 g，茯苓、茯神各 15 g，并嘱戒酒、忌食辛辣。服药 2 周后，症状减去大半，阴茎勃起较前坚硬，有明显性欲高潮。原方继续服用 1 周后诸症状全消。后以六味地黄丸、刺五加片口服以善后调理。

【验方来源】　董自敏. 兴阳填精汤治疗阳痿 45 例［J］. 吉林中医药，2001，(1)：22.

按：阳痿是男性常见病之一，多见阴茎不举或举而不坚，不能进行正常性生活。临床上每偏重于温肾壮阳，妄投男宝、阳春药等，往往愈壮阳而愈阳痿。久服峻补真元之剂必有偏胜之害，火益亢而精益亏，精不盈满则宗筋难坚而阳痿不用。兴阳填精汤中的熟地黄、山茱萸、枸杞子补肾益精；菟丝子性平、味甘，温而不燥补肾固精，重用紫河车血肉有情之品补肾益精，益气养血之力更强；续断、淫羊藿、仙茅、巴戟天温肾壮阳；牛膝引血下行，引药归经；佐以蜈蚣、远志通络止痛、宁心安神，且远志尚有壮阳益精、强志助力之功。诸药合用，共奏补肾益精之功效，用于治疗阳痿，可获得较满意的疗效。

十子毓麟丹加减方

【药物组成】 枸杞子、莲子、菟丝子、金樱子、楮实子、山药各 20 g，蛇床子、韭菜子、沙苑子、熟地黄、巴戟天、炙黄芪各 15 g，五味子、鹿角胶（烊化）、补骨脂各 10 g，肉桂（后下）5 g。

【适用病症】 阳痿。

【用药方法】 每天 1 剂，水煎服。

【临床疗效】 此方治疗阳痿，疗效佳。

【病案举例】 刘某，男，30 岁。缘起新婚 1 个月时因频入房，致阳事难兴，勃起不挺，现已 1 年余未育。诊见：面色㿠白，头昏肢冷，心悸乏力，腰膝酸楚，食不甘味，大便溏，小便清，舌质淡少荣，苔薄白，脉沉细。证属肾阳虚，命门火衰。服用十子毓麟丹加减方 10 剂后，阳痿愈半。继续服 10 剂后，已能行房事，但维持时间尚短。上方去莲子、金樱子，加淫羊藿，又服 10 剂，阳痿已除。后将鹿角胶易为鹿角霜，并加当归 10 g，继续服用 20 余剂，其妻已怀孕。

【验方来源】 承荷清，马继松. 承忠委运用十子毓麟丹治男性病经验 [J]. 辽宁中医杂志，1996，23（2）：56.

按：中医学认为，阳痿不外乎情志内伤、邪气内阻和脏腑虚损等三方面，而其虚不离肾，并与心、肝、脾、肺等密切相关。但本病以肾之气阳两虚为多见，十子毓麟丹加减方中以十子毓麟丹去女贞子，合黄芪、巴戟天、肉桂、补骨脂、鹿角胶等以温扶气阳；以熟地黄、山药合楮实子、枸杞子峻补肾阴。诸药合用，峻补气血阴阳，用于治疗肾之气阳两虚的阳痿，有较好的疗效。

益 阳 春 汤

【药物组成】 淫羊藿、仙茅、巴戟天、菟丝子、枸杞子、车前子（布包）、蛇床子、远志、酸枣仁各 10 g，丹参 15 g，白术、当归、甘草各 6 g。

【适用病症】 阳痿。

【用药方法】 每天 1 剂，水煎服。

【临床疗效】 此方加减治疗阳痿，疗效较好。

【病案举例】 李某，男，26 岁。因阳痿伴不育 5 年。诊见：性欲淡漠，阳物不举，临房心悸，面色无华，精神萎靡，头晕耳鸣，失眠，腰酸膝冷，大便溏，舌淡、苔白，脉沉细。检查：右侧隐睾，左侧睾丸大小、质地及附睾、输精管均无异常。证属命门火衰证。治宜温补元阳，宁心健脾，兴阳助育。方用益阳春汤加熟附子（先煎）15 g，鹿胶（烊化）10 g，肉桂、甘草各6 g。服药 6 剂，已能勉强房事。续服 30 剂后，性生活满意。

【验方来源】 田质让. 益阳春汤治疗阳痿举隅［J］. 湖南中医杂志，2003，19（2）：63.

按：阳痿是指性交时阴茎不能勃起，或虽能勃起但不坚，或勃起不能维持，以致不能完成性交全过程的一种病症。中医多辨为命门火衰证，治疗多从肾、从肝论治。肾主气藏精，肾气亏则作强不能，宗筋萎弱不用而致阳痿。但本病还与心、肝、脾（胃）等有密切关系。此外，七情过激，郁结不遂，情志不舒，亦可导致阳痿。因此，补肾与补气、补血同施，则气血旺盛，肾精充盈，宗筋得荣。益阳春汤以补肾为主，兼以补益心、肝、脾，补脾与补气血同施以兴阳。临证中则视其兼见症状加减治疗，疗效佳。

抗 痿 灵

【药物组成】 红花、王不留行、川牛膝各 15 g，当归、白芍、川芎、赤芍、生地黄、桑寄生、全蝎各 10 g。

【适用病症】 阳痿。临床表现为阴茎不能勃起或勃起后即痿软，可伴见阴茎色暗、缺少光泽，龟头部有紫斑或色素沉着斑，腰酸困痛或阴茎根部有刺痛。阴茎多普勒血流测定：阴茎有血流较低、动脉变细等改变。

【用药方法】 每天 1 剂，水煎服。配合西药前列腺素 E1 海绵体注射及静脉滴注丹参注射液。10 天为 1 个疗程，一般治疗 1～3 个疗程。

【临床疗效】 此方加疗阳痿 56 例，治愈（用药或停药后均能完成性交）32 例，好转（用药或停药后阴茎能够兴奋勃起，但持续时间较短）23 例，无效（停药后阴茎仍然不能勃起或勃起后不能完成性交）1 例。总有效率 98%。

【病案举例】 张某，男，49 岁。阳痿 11 年。诊见：11 年前因患皮肤病（牛皮癣）与妻子分居后逐渐出现性淡漠，此后丧失性要求，但梦遗频作，每周 3～4 次，遗精后阴茎根部灼热困痛或刺痛，牵引小腹两侧及会阴部刺痛不适；伴心悸乏力、腰膝酸软，舌质红、苔薄黄，脉弦细数。检查：生殖器外观无异常，龟头及冠状沟周围可见明显紫暗瘀斑。性激素测定均在正常范围。阴茎多普勒血流测定示：动脉变细，血流较少。西医诊断：阳痿。方用抗痿灵去桑寄生、全蝎，加白鲜皮 15 g。每天 1 剂。并用丹参注射液 40 mL 加 5% 葡萄糖液 500 mL 静脉滴注，每天 1 次；每周三、周六在海绵体部位注射前列腺素 E1 25 μg，每周 2 次，治疗 4 周后改为每月注射 1 次。治疗 1 个月后性交成功。随访 1 年性功能恢复正常。

【验方来源】　胡正朝. 中西医结合治疗阳痿 56 例 [J]. 陕西中医，2000，21（11）：503.

按：中医学认为，阳痿以肾虚、宗筋失养、瘀血阻滞为发病关键，故治法上以补肾壮阳充筋为基本法则。而活血化瘀法用于治疗阳痿，能改善阴茎的血液循环及血管壁的活性和弹性，使其在具有性兴奋时，阴茎动脉窦得到充分的血液充盈，从而达到治疗目的。故用抗痿灵以活血化瘀法为主治疗，疗效显著，且无不良反应。

痿 康 汤

【药物组成】　巴戟天、菟丝子、枸杞子、沙苑子各 15 g，山茱萸、熟地黄、淫羊藿、牡丹皮、山药、白术各 10 g，蛤蚧（研末分 2 次吞服）3 g。

加减：面色苍白或㿠白，头晕疲乏，精神萎靡，舌淡，脉沉细或沉迟等肾精亏损及命门火衰明显者，酌加制附子 15 g；若多思妄想，色欲易动，阳事不举，头晕耳鸣，多梦易醒，五心烦热，舌质红，脉细数等阴虚火旺者，可酌情减去淫羊藿，加入黄柏 10 g。

【适用病症】　阳痿。

【用药方法】　每天 1 剂，水煎服。头煎与二煎各取药液 250 mL，混合后分早、晚温服。蛤蚧不入煎剂，研末装入空心胶囊内或直接用药液分 2 次送服。30 天为 1 个疗程。

【临床疗效】　此方加减治疗阳痿 66 例，治愈（阴茎勃起充分，能满意完成性交）52 例，有效（阴茎勃起稍欠充分，但尚可完成性交）10 例，无效（不能进行性交）4 例。总有效率 93.9%。

【病案举例】　李某，男，62 岁。间断性出现阳痿 10 年，近 3 年完全阳痿，虽有性交欲望，但一直无法性交。诊见：神疲乏力，怕冷，面色苍白，舌质淡，脉沉细、尺脉弱。中医诊断：阳痿。证属肾精亏损，命门火衰。服用痿康汤 14 剂后，四肢转温，精力充沛，夜间及清晨阴茎常自行勃起。继续服药满 1 个疗程，能满意性交。随访半年正常。

【验方来源】　王英. 痿康汤治疗阳痿 66 例［J］. 陕西中医，2000，21（7）：294.

按：阳痿可由多种原因所致。年长者的阳痿多因肾精不足，命门火衰，临床表现为一派阳虚衰退之证；年轻者多因烦思妄想，恣情纵欲，耗伤肾精，使肾阳虚不能制阳，临床上出现睡眠不安、多梦易醒、五心烦热、梦遗、阳事不举等阴虚火旺之证；亦可偶因醇酒厚味，内生湿热，湿热下注，宗筋痿软而致阳痿。虽然病因不同，但病位主要在肾，治以滋养肾精，化生肾阳，或壮水制火为主。痿康汤中的巴戟天、淫羊藿、蛤蚧补肾壮阳；山茱萸、沙苑子、熟地黄补益肾阴而摄精气；枸杞子、菟丝子平补肝肾，使水火得平；白术、山药健脾以助逆化；牡丹皮凉血活血。诸药合用，共奏补益化生肾之精气，达到阴平阳秘之效。

驻　春　汤

【药物组成】　熟地黄、菟丝子、枸杞子各 30 g，淫羊藿 15 g，小茴香 10 g，蜈蚣 1 条。

加减：兼气血不足者，加当归、黄芪；兼失眠者，加酸枣仁、柏子仁；兼肝气郁结者，加柴胡、白芍；腰腿困痛者，加炒杜仲、鸡血藤；阳虚重者，加熟附子、肉桂。

【适用病症】　阳痿。

【用药方法】　每天 1 剂，水煎 2 次，分早、晚服。1 周为 1 个疗程。同时嘱患者每天早晚用热手按摩小腹及揉搓睾丸 20

分钟。

【临床疗效】 此方加减治疗阳痿 52 例，治愈（阴茎勃起 >90°，性生活 75% 以上能成功）15 例，显效（阴茎勃起 >90°，性生活 50% 以上能成功）18 例，有效（勃起有改善，但不坚，性生活 25% 以上能成功）16 例，无效（症状无改善）3 例。总有效率 94.23%。

【病案举例】 董某，男，59 岁。半年前因感冒发热后渐出现阳痿不举，畏寒怕冷，腰膝酸软，身困乏力，头晕耳鸣，伴见精神萎钝，面色少华，语声低微，舌质淡红、苔白，脉沉细。诊断：阳痿。证属肾阳虚衰，肾精亏损。治以补肾填精为主。方用驻春汤加熟附子、桂枝各 10 g，当归 20 g，黄芪 30 g。服药 7 剂后，睡眠中有勃起，畏寒怕冷、腰膝酸软等症状明显好转，精神转佳，脉搏较前有力。继服 7 剂后，阴茎经抚摸后勃起，但较软而不持久，不能进行正常性生活，畏寒消失、腰膝酸软等症状进一步好转。再继服上方 7 剂，阴茎勃起较前坚硬能同房，腰膝酸软等症状消失。上方去鸡血藤再服 7 剂后，能正常行房，精神好。后继服上方以巩固疗效。随访 3 个月病情无反复，1～2 周能正常行房 1 次，感觉良好。

【验方来源】 戴双明，何元卓. 驻春汤治疗阳痿 52 例 [J]. 陕西中医，2000，21（3）：112.

按： 阳痿的发生受精神、心理、内分泌、血管及神经等因素的影响，特别是心理因素导致神经、血管、内分泌功能异常，造成阴茎海绵体供血不足而阳痿，而肾气损伤亦是引起阳痿的常见病因。治以温肾助阳、滋肾填精、通络散寒为主。驻春汤中用熟地黄、枸杞子补肾填精，菟丝子、淫羊藿温肾助阳，小茴香以助阳散寒，蜈蚣以通经活络。阳痿除药物治疗外，结合按摩、理疗，同时针对病因作耐心的劝导工作，恢复正常的生活规律，保持良好的心态也是获得疗效的重要因素。

天麻益肾饮

【药物组成】 天麻、当归各 10 g，太子参、淫羊藿各 15 g，枸杞子、白芍、黄芪、丹参、茯苓、何首乌各 20 g，肉苁蓉、麦冬、巴戟天各 12 g。

加减：口干渴者，重用太子参、麦冬；头晕者，加白蒺藜、菊花；腰酸痛、夜尿多者，加杜仲、益智仁。

【适用病症】 老年性阳痿。

【用药方法】 每天 1 剂，水煎 2 次，分早、晚服。1 个月为 1 个疗程。见效后则以上方隔天 1 剂，巩固疗效，服药时间约半年（视体质酌定）。

【临床疗效】 此方加减治疗老年性阳痿 58 例，治愈（阴茎勃起＞90°，性生活 75% 以上能成功）30 例，显效（阴茎勃起＞90°，性生活 50% 以上能成功）15 例，有效（阴茎勃起有改善，但不坚，性生活 25% 以上能成功）16 例，无效（症状无改善）2 例。总有效率 90%。

【病案举例】 汤某，男，60 岁。主诉：头晕痛，颈部不适，四肢麻木，腰膝酸软，阳痿不举 1 年。诊见：神清，形体稍瘦，舌淡红、苔薄白，脉弦细。X 线颈椎摄片示：颈椎4 ~ 6 椎体增生。脑血流图示：脑血管供血不足。血常规、尿常规、肝肾功能、血脂等检查均正常。心电图示：心肌缺血。西医诊断：颈椎病，脑血管硬化，早期冠心病，阳痿。中医辨证属肝肾亏虚，瘀阻脉络。治以补益肝肾，熄风化瘀通络。方用天麻益肾饮加菊花、白蒺藜各 12 g。服 7 剂后头晕、四肢麻木均减，阴茎凌晨能勃起，但不坚久。继守上方治疗 2 个月后，头晕消失，四肢麻木感亦消退，阳具易举。为巩固疗效，继守上方，隔天 1 剂，续服半年。随访 1 年，性生活正常。

【验方来源】 郑小陆. 天麻益肾饮治疗老年性阳痿58例[J]. 新中医, 1997, 29 (2): 59.

按: 阳痿是男科常见病之一, 多由于肝郁气滞, 肝胆湿热, 惊恐伤肾, 命门火衰, 肝肾阴虚, 肾阳虚衰等原因所致。而老年性阳痿由于年老机能代谢衰退, 同时伴有多种不同的慢性疾病, 诸如脑动脉硬化症、高血压病、冠心病、颈椎病、腰椎增生、糖尿病等, 导致血液运行障碍。由于乙癸同源, 肝为风木之脏, 天癸衰减, 精气亏虚, 肾火虚弱, 肾阴不足, 则肾火不能温养五脏; 肾阴不能滋润筋脉, 水不涵木, 终致肝肾亏虚, 筋脉失养, 瘀血内生, 阻塞脉络而虚风内生, 导致阳痿。天麻益肾饮中以平肝熄风、通络止痛的天麻为主, 配合枸杞子、何首乌、当归滋补肝肾; 丹参加强化瘀通络; 太子参、麦冬、黄芪、茯苓健脾养心; 肉苁蓉、淫羊藿、巴戟天温肾壮阳。诸药合用, 可改善血液循环, 使经脉得以疏通、滋养, 阳器自然勃起, 余症状也得以改善。

柴香郁芍汤

【药物组成】 醋柴胡、制香附、郁金、炒白芍、枳壳各15 g, 蜈蚣2条 (研末冲服), 怀牛膝、丹参各20 g, 石菖蒲30 g, 制半夏、远志、竹茹各10 g, 生麻黄6 g。

【适用病症】 心理性阳痿。

【用药方法】 每天1剂, 水煎2次, 分早、晚服。1个月为1个疗程。并配合理疗, 每天1次。另用复方威特液在每次性交前15~20分钟注射, 根据年龄选择不同剂量自我注射, 每5~7天注射1次。

【临床疗效】 此方配合理疗治疗心理性阳痿85例, 治愈 (临床表现均恢复到正常范围) 63例, 显效 (临床表现均有明显好转，如重度转为中度，中度转为轻度）10 例，有效（临床表现均略有好转）8 例，无效（临床表现基本无改善）4 例。总有效率95.3%。

【验方来源】 董和平. 综合疗法治疗心理性阳痿 85 例[J]. 江苏中医药，2002，23（10）：33.

按：中医学认为，肝主疏泄，而足厥阴肝经抵少腹，绕阴器。肝郁不达，疏泄失常则阴器失司；宗筋失用，因郁致痿；或肝郁痰凝，情志过极，脉络瘀滞，因痰因瘀而致痿。说明肝郁是心理性阳痿的主因，痰凝血瘀是其病理因素。因此，郁、瘀、痰三种病理要素与心理性阳痿有密切联系。柴香郁芍汤中的醋柴胡、炒白芍、制香附、枳壳、郁金疏肝柔筋，调畅气机，使情畅而意遂；怀牛膝、丹参、蜈蚣活血通脉以充阴器使之勃发；石菖蒲、远志、制半夏、竹茹化痰开窍；生麻黄宣畅气机，兴奋中枢神经。诸药合用，共奏解郁、祛瘀、化痰之效，并配合理疗、药物局部注射等综合治疗，可获良效。

糖尿病性阳痿验方

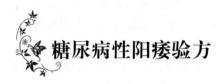

玉女衍宗饮

【药物组成】 生石膏、生地黄、知母、麦冬、柴胡、牛膝、车前子、枸杞子、覆盆子、五味子、菟丝子。（原方无药量）

【适用病症】 糖尿病性阳痿。

【用药方法】 每天1剂，水煎共取药液300 mL，分早、晚服，每次150 mL。1个月为1个疗程，连服1～3个疗程。用药过程中配合西药降糖药严格控制血糖，同时需控制饮食，忌烟酒，服药期间节制房事。

【临床疗效】 此方治疗糖尿病性阳痿90例，显效（治疗3个月后，阴茎能自然勃起＞90°，性交成功率50%以上）6例，有效（治疗后阴茎勃起有改善，性交成功率25%以上）81例，无效（用药前后各项指标均无改善）3例。总有效率为96.7%。

【验方来源】 王怀彬，杨集群. 玉女衍宗饮治疗糖尿病性阳痿90例疗效观察 [J]. 吉林中医药，2001，（1）：35.

按：阳痿是糖尿病常见的并发症之一。中医学认为，本病主要由于素体阴虚，复因饮食不节，情志失调，劳欲过度致脾胃燥热，肾精亏虚而发病。病机主要为燥热偏盛，阴精亏耗，而以阴虚为本，燥热为标，并常兼气郁血瘀。玉女衍宗饮中以生石膏清胃火，且退热除烦而生津；生地黄滋阴清热，二药清上润下。辅以知母苦寒质润，既助石膏清胃热，止烦渴，又协助生地黄滋肾水降虚火。麦冬滋养胃阴，亦清心除烦。佐以柴胡疏肝解郁，牛膝活血化瘀，导热下行。车前子、枸杞子、覆盆子、五味子、菟丝子配合生地黄以补肾精亏虚。诸药合用，清润并行，胃肾同治，有余之火得治，不足之阴得补，则消渴得解，阳痿自愈。

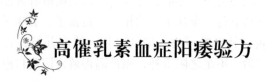

高催乳素血症阳痿验方

加味芍药甘草汤

【药物组成】 白芍、炙甘草各 18 g，菟丝子、合欢皮、麦芽各 15 g，枸杞子、当归、淫羊藿各 10 g。

加减：气虚者，加黄芪、党参、白术；阳虚者，加熟附子、巴戟天；阴精不足者，加熟地黄、山茱萸；伴乳核发育明显者，加决明子；伴有心脑血管病、高脂血症、高黏滞血症者，加赤芍、川芎、怀牛膝；重度阳痿者，加蜈蚣、肉苁蓉、巴戟天。

【适用病症】 高催乳素血症阳痿。

【用药方法】 每天 1 剂，水煎 2 次。头煎用清水浸泡1～2小时，武火煎沸后改用文火煎 40～60 分钟；第 2 煎加水后亦煎40～60 分钟。共取药液 600～800 mL，分早、晚温服。连服 28天为 1 个疗程，治疗 3 个疗程。

【临床疗效】 此方加减治疗高催乳素血症阳痿 58 例，痊愈（临床症状及体征消失，性欲正常，阴茎勃起满意，能正常性交；化验血清催乳素、睾酮水平正常）40 例，显效（临床症状及体征消失，性欲正常，阴茎勃起角度 >80°，基本能进行性交，但不甚满意；化验血清催乳素水平正常、睾酮水平接近正常）6 例，有效（临床症状及体征好转，阴茎勃起虽有好转，但仍差，偶能勉强性交；化验血清催乳素、睾酮水平好转较为明显，但未接近正常）5 例，无效（治疗 3 个疗程未达到有效标准）7 例。总有效率 87.93%。

【验方来源】　徐吉祥. 加味芍药甘草汤治疗高催乳素血症阳痿58例疗效观察［J］. 新中医，2003，35（8）：21.

按：中医学认为，肝郁肾虚是高催乳素血症阳痿的主要病机。临床所见患者多有性欲减退，阴茎勃起不坚，性生活时精神紧张，腰酸，乳核发育，脉弦细且尺脉无力等症状。芍药甘草汤中的白芍、炙甘草有缓急止痛之功效，并有激素调节作用，可使血清睾酮、催乳素水平正常化。其中白芍苦酸微寒，入肝脾血分，和血脉，收阴气，敛逆气，散恶血，缓中止痛，益气除烦，补劳退热，其苦酸可泻肝火（肝以敛为泻，以散为补），敛阴气，故能降低血清催乳素而止溢乳，是为主药；炙甘草味甘，能表能里，可升可降，协和诸药，通行十二经脉，炙用气温，补中脏而益三焦元气，作为辅药。二药同用，一生一熟，一泻一补，有升有降，能行能守，可敛可散，温清相宜，故有疏肝解郁、安脾缓急之功。此外，还具有益气养血、疏肝散瘀之效应，酸甘相合更有补阴血而具益肝肾之妙，符合本病病机。而在芍药甘草汤基础上加入当归、枸杞子、菟丝子、淫羊藿以养血生精，补肾壮阳，并含大量维生素E、维生素C、维生素A，有增加雄激素、抗自由基及营养性神经作用；合欢皮解郁安神，麦芽疏肝健脾，各药与甘草同为辅药。诸药合用，共奏疏肝补肾、解郁安神、起痿壮阳之功效，用于治疗高催乳素血症阳痿可获得较好的疗效。

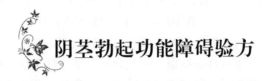

阴茎勃起功能障碍验方

芳香调神汤

【药物组成】 木香、茯苓各 15 g，藿香、香附、炒酸枣仁、枳壳各 10 g，丁香 5 g，柏子仁、合欢皮各 20 g，蜈蚣 2 条。

【适用病症】 阴茎勃起功能障碍。

【用药方法】 每天 1 剂，水煎服。1 个月为 1 个疗程。

【临床疗效】 此方治疗阴茎勃起功能障碍 35 例，治愈（临床症状消失，性生活恢复正常）16 例，好转（阴茎能举，能进行性生活，但时好时差）14 例，无效（临床症状无变化）5 例。总有效率 85.7%。

【验方来源】 李波，毛俊涛. 芳香调神汤治疗阴茎勃起功能障碍临床观察 [J]. 山东中医杂志，2003，22（1）：14.

按：阴茎勃起功能障碍是指阴茎不能达到和维持足以进行满意性交的勃起，其发生多与大脑皮质受到的不良刺激影响中枢有关，并与饮食肥甘厚味及生活工作紧张有密切关系。芳香调神汤中的木香、藿香、丁香、香附芳香化浊，悦脾怡志；枳壳、蜈蚣调畅气机，振奋阳道；柏子仁、炒酸枣仁、合欢皮、茯苓养心安神，既可调节自主神经，消除应激状态，又可解除大脑皮质对勃起中枢的不良影响，从而恢复勃起功能。诸药合用，共奏芳香化浊、疏肝理气、养心安神之功效，用于治疗阴茎勃起功能障碍，可获得满意的疗效。

疏肝起痿汤

【药物组成】 柴胡、枳壳各12 g，白芍、淫羊藿各15 g，蜈蚣1条，川芎、陈皮、炙甘草各6 g。

【适用病症】 心因性阴茎勃起功能障碍临床表现为阴茎不能勃起呈间歇性或有较大波动性，具有明显的精神心理创伤，如恐惧、焦虑、抑郁、家庭和社会压力，伴见胸胁胀满，善太息，间或有腰痛，舌红、苔薄白，脉弦。一般检查、内分泌检查及生殖器检查等均正常。

【用药方法】 每天1剂，水煎服。另配合夫妻性感集中训练：第1阶段为非生殖器性感集中训练；第2阶段为生殖器官性感集中训练；第3阶段为阴道容纳；第4阶段阴道容纳并活动，最后完成性交全过程。

【临床疗效】 此方加减治疗心因性阴茎勃起功能障碍147例，痊愈（治疗后阴茎勃起，硬度增强，每周能完成性交1～2次，每次性交控制在2分钟以上）99例，好转（治疗后阴茎能勃起，但硬度欠佳，勉强能性交）37例，无效（治疗后阴茎勃起未见好转）11例。总有效率92.52%。

【验方来源】 马春亮，程令梅. 疏肝起痿汤配合夫妻性感集中训练疗法治疗心因性勃起功能障碍147例疗效观察［J］. 新中医，2003，35（8）：18.

按：心因性阴茎勃起功能障碍是由心理性原因导致的阴茎勃起不能，无法进行正常性生活的一种病症，临床多伴有焦虑、精神抑郁等症状，可归属于中医学肝气郁结型阳痿范畴。中医学认为，肝气宜条达而恶抑郁。肝主筋，前阴为宗筋之汇，若肝失疏泄，气机郁结，经络不通，宗筋阴血充盈不足，可导致阴茎痿软不用，发为阳痿。现代研究表明，人的精神状态与性欲及勃起功能有密切关系，多数勃起功能障碍是由焦虑所造成的。性交活动中的焦虑和恐惧的紧张情绪破坏了作为自然本能的性行为，久而久之，形成焦虑—失败—再焦虑—再失败的恶性循环，最终导致勃起功能障碍。性感集中训练疗法是在短期内消除焦虑的再教育过程，其结果是作为自然本能的正常性行为重新出现。中药疏肝起痿汤中的以柴胡疏肝解郁，白芍养血柔肝，两药一散一收，相反相成；枳壳、陈皮舒畅中焦气机；川芎活血行血；蜈蚣、淫羊藿兴阳通络；炙甘草调和诸药。全方共奏疏肝解郁、兴阳振痿之功效。因此，疏肝起痿汤配合夫妻性感集中训练疗法治疗心因性勃起功能障碍，效果明显。

加味当归四逆汤

【药物组成】　当归、桂枝、白芍、细辛、通草、炙甘草、大枣、蜈蚣、蜻蜓、益母草。（原方无药量）

加减：肾阴虚者，加熟地黄、山茱萸、泽泻；肾阳虚者，加熟地黄、山茱萸、泽泻、淫羊藿、蛇床子、韭菜子；心脾两虚者，加党参、远志、茯神、石菖蒲、白术、酸枣仁；湿热下注者，加知母、黄柏、肉桂、茯苓、泽泻；肾虚致瘀者，加毛姜、熟地黄、续断、川牛膝、王不留行。

【适用病症】　男性勃起功能障碍。

【用药方法】　每天 1 剂，水煎服。基本痊愈后用原方改制丸药，每丸 9 g，分早、午、晚各服 1 丸，巩固治疗 1～2 个月。

【临床疗效】　此方加减治疗男性勃起功能障碍 13 例，治愈（治疗后性欲及勃起功能完全恢复，性感觉良好，性交持续时间 >5 分钟，自觉症状完全消失，半年未复发）9 例，好转（性交能成功，性感觉尚可，性交持续时间 2～5 分钟，自觉症状明显改善）3 例，无效（治疗前后无明显变化）1 例。

【病案举例】 王某，男，35 岁。阳痿、早泄 2 年余，伴见形体素虚，面色无华，自服六味地黄丸、壮阳复春灵等均未见效。诊见：神疲倦怠，腰膝酸困，睡前阴茎作胀，少腹不适，纳差，舌净无苔，脉弱且涩。此乃肾阴素亏，命火亦衰所致。用加味当归四逆汤加熟地黄、山茱萸、肉苁蓉、淫羊藿、蛇床子补肾兴阳通脉。连服 10 剂后，少腹不适症状消失，阴茎始能勃起。续服 10 剂，症状大为改善。用上方蜜制为丸，服用月余，阳痿、早泄治愈，其他症状均达治愈标准。随访 2 年未复发。

【验方来源】 李荣峰，李荣泉. 温通肝脉之法治疗勃起功能障碍 [J]. 中医药研究，2002，18（4）：12.

按：阴茎勃起功能障碍亦称为阳痿，是指不能达到和维持足以进行满意性交的勃起，即宗筋弛纵，阴茎不举。其病机乃宗筋不畅，气血不充所致。加味当归四逆汤以温通肝脉为主，方中的当归、白芍补血和血；桂枝、细辛温经通阳；炙甘草、大枣之甘益气健脾；通草通经脉，使阴血充，客寒除，阳气振，经脉通；蜻蜓益肾强阴，入肾督肝三脉，蜈蚣性善走窜，直入肝经，专通肝脉，两药一补一通，畅行宗筋而起痿；益母草活血利水，疏通下窍，既通血脉，又借利尿而通阳。诸药合用，除能扩张末梢血管改善血运外，当归、白芍、细辛、炙甘草等均有显著的解痉作用，能对抗多种致痉挛剂所引起的平滑肌痉挛。因此，采用温通肝脉之法，用加味当归四逆汤治疗男性勃起功能障碍，可获得较好效果。

男性生殖系统感染后继发性功能障碍验方

蒲 柏 汤

【药物组成】 蒲公英30 g，黄柏、山药、生地黄、川牛膝各12 g，苍术、泽泻、王不留行、乌药、淡竹叶各10 g。

加减：湿热蕴结型，加龙胆草10 g；气滞血瘀型，加三棱、莪术各10 g；睾丸肿胀、硬结者，加橘核、荔枝核各10 g；肝肾阴虚型，加枸杞子20 g，或知母10 g；血精者，加旱莲草、大蓟、小蓟各12 g；脾肾阳虚型，去黄柏、生地黄，加熟地黄12 g，淫羊藿30 g，巴戟天、锁阳各10 g。

【适用病症】 男性生殖系统感染后继发性功能障碍。临床表现为慢性前列腺炎、精囊炎、睾丸炎、附睾炎等引起的阳痿、早泄、遗精、不射精、射精疼痛等性功能障碍。

【用药方法】 每天1剂，水煎2次，分早、晚服。1个月为1个疗程。

【临床疗效】 此方加减治疗男性生殖系统感染后继发性功能障碍64例，临床治愈（性功能恢复正常，炎症症状、体征消失，相关检查在正常范围，随访半年未复发）24例，好转（性功能恢复正常，炎症症状、体征未完全消失或相关检查仍未完全恢复正常）31例，无效（性功能障碍无明显好转，临床症状、体征及相关检查亦无明显改善）9例。总有效率85.93%。

【病案举例】 曾某，男，34岁。结婚半年，阳事易举，能行房事，举而不坚，不射精，但遗精（偶见血精）；小便频频，尿道灼热，舌红、苔黄腻，脉细数。直肠指检：前列腺腺体饱满，质中；前列腺液镜检：卵磷脂小体（++），白细胞（+++），红细胞（++），脓细胞0~4，精子（+）。西医诊断：①慢性前列腺炎。②精囊炎。③功能性不射精症。中医诊断：①不射精症。②血精。③白浊。证属下焦湿热，瘀阻精道，阴虚火旺，灼扰精室。治以清热凉血，通淋化湿，活血通络，滋阴补肾。方用蒲柏汤去山药、乌药、淡竹叶，加牡丹皮、知母各10 g，枸杞子12 g，淫羊藿15 g，蜈蚣（研末冲服）1条。治疗1个疗程，同房能射精。检查精液常规正常。

【验方来源】　康元水.蒲柏汤治疗男性生殖系统感染继发性功能障碍64例疗效观察［J］.新中医，2000，32（3）：15.

按：男性生殖系感染主要疾病是慢性前列腺炎，而继发的性功能障碍主要表现为阳痿。中医学认为，由于湿热蕴结下焦，久而瘀浊阻滞，损耗肾之精血，故临床常见本虚标实的兼夹证。其中肾虚精关不固为发病之本，下焦湿热为致病之标，气滞血瘀为该病缠绵难愈的本质所在。故治疗当标本同治，扶正祛邪，以清热利湿、活血化瘀、补肾为主要治则。蒲柏汤中重用蒲公英、黄柏清热解毒，对生殖系感染的致病菌如葡萄球菌、链球菌等有较强的杀菌作用，又不易败胃伤阴，便于长期服用；苍术健脾燥湿，调和上药的苦寒之性；泽泻、淡竹叶利湿通淋；川牛膝、王不留行活血化瘀，引血下行，补肝肾，通淋涩；乌药行气止痛；生地黄、山药补肾生精，滋阴降火。诸药合用，共奏解毒、活血、补肾之功。全方标本虚实兼顾，而用消补兼施之法，并注意不妄投苦寒、温热之品，以免损伤肾之阴精、阳气。此外，性功能障碍应重视精神情志的调节，保持性情舒畅，避免恼怒、情绪抑郁、恐惧等因素的刺激，以免加重性功能障碍。并忌饮食酒类、辛辣刺激食物，以免助湿生热影响疗效。

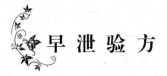

早 泄 验 方

固 精 止 泄 汤

【药物组成】 草决明 12 g，莲须、熟地黄各 15 g，鱼鳔胶（另冲服）9 g，炒黄柏、知母、天冬、砂仁各 10 g，龙骨、牡蛎各 30 g，炙甘草 6 g。

加减：肝经湿热者，加龙胆草、车前子、苦参；心阴虚火旺者，加熟酸枣仁、炙远志、交泰丸（黄连、肉桂）；心脾气虚者，去黄柏、知母，加黄芪、白术、山药；肾气不固者，去黄柏、知母，加熟附子、肉桂、桑螵蛸、金樱子。

【适用病症】 早泄。

【用药方法】 每天 1 剂，加水 500 mL，煎至 200 mL；再加水 150 mL，煎至 100 mL。二次煎液混合，每次服 100 mL，分早、中、晚服。鱼鳔胶用蛤粉炒研末，用汤剂送服，每次 3 g。连续服药 4 周为 1 个疗程。

【临床疗效】 此方加减治疗早泄 56 例，显效（性交时间 >2 分钟，成功率 >60% 以上，并能够随意控制射精反射）41 例，好转（性交时间延长 1 分钟以上，成功率达 40%～60%，但不能随意控制射精反射）11 例，无效（治疗前后无明显改善，或成功率达不到 40%）4 例。

【病案举例】 张某，男，28 岁。结婚 2 年余，性生活基本正常。近半年来无明显诱因发生早泄，开始间歇发作，继则经常发生，以致不能过性生活。曾服金匮肾气丸、男宝等药，疗效不佳。诊见：除上述症状外，伴见倦怠乏力，心烦不寐，自汗心悸，纳差食少，舌尖红、苔少薄白，脉细。证属心脾两虚，阴虚火旺。治以滋阴潜阳，补益心脾，予固精止泄汤加黄连、肉桂各 6 g，酸枣仁 10 g，黄芪 15 g。并辅以解郁调神、心理疏导。服药 5 剂后，睡眠正常，心悸心烦减轻，饮食增加。续服上方 5 剂后，精神转佳，饮食正常。后予上方加减，并配合阴茎挤压、睾丸牵引等方法指导，恢复正常性生活。

【验方来源】 王吉侯. 固精止泄汤治疗早泄 56 例 ［J］. 新中医，1996，28（8）：53.

按：根据临床观察，早泄以肝经湿热、心脾两虚、心肾不交、肾气不固、阴虚火旺等证型为多见。治以固精止泄为主，方用固精止泄汤加减，可收到较理想的疗效。

加减龙胆泻心汤

【药物组成】 龙胆草、栀子、黄芩、黄柏、牡丹皮、赤芍、川牛膝、车前子（包煎）各 10 g，柴胡 8 g，生地黄 15 g，甘草 6 g。

加减：伴生殖道感染者，减牡丹皮、赤芍，加败酱草、白花蛇舌草；伴焦虑、畏惧、心慌者，减牡丹皮、赤芍，酸枣仁、龙齿；伴性欲减退者，减生地黄、牡丹皮、赤芍，加淫羊藿、补骨脂、菟丝子；伴性欲亢进者，黄柏、牛膝增为各 15 g。

【适用病症】 早泄。

【用药方法】 每天 1 剂，水煎 2 次，分早、晚温服。5 天为 1 个疗程，一般治疗 1～3 个疗程。

【临床疗效】 此方加减治疗早泄 60 例，显效 23 例，有效 31 例，无效 6 例。

【验方来源】 肖洲南. 龙胆泻心汤加减治疗早泄 60 例临

床观察［J］．上海中医药杂志，1998，（7）：26．

按：中医学认为，早泄的病因病机以肝气郁结、肝经湿热、相火炽盛、心脾两虚、心肾不交、肾气不固、阴虚火旺为主。尤以肝气郁结、肝经湿热、相火炽盛为多见。治以泻肝胆实火、清三焦湿热为主。加减龙胆泻心汤中的大多数药物有减慢心率、镇静、延长睡眠及缓解肌肉紧张的作用，这与性高潮中出现全身性肌强直，心动过速，呼吸急促，血压升高的反应有明确的针对性。而加用牡丹皮、赤芍、黄柏、川牛膝，加强清热凉血泻火之功，同时川牛膝还有引药下行的作用。诸药合用，用于治疗早泄可获得较好的疗效。

镇肝息风汤加减方

【药物组成】　怀牛膝、代赭石、龙骨、牡蛎各 30 g，天冬、炙龟板、玄参各 15 g，五味子 9 g，蜈蚣 3 条，甘草 9 g。

加减：兼见肝经湿热者，加龙胆草、泽泻；阴虚火旺者，加知母、黄柏；肾气不固者，加山药、山茱萸、熟地黄。

【适用病症】　早泄。

【用药方法】　每天 1 剂，水煎服。4 周为 1 个疗程。

【临床疗效】　此方加减治疗早泄 45 例，治愈（射精潜伏期延长 2 分钟以上，夫妻双方均感满意）26 例，有效（射精潜伏期延长 0.5 分钟以上或早泄程度减轻 I 级）15 例，无效（治疗前后无变化）4 例。总有效率 91.1%。

【验方来源】　张培永，宋景贵，高兆旺．镇肝息风汤加减治疗早泄 45 例临床观察［J］．山东中医杂志，2003，22（5）：274．

按：早泄是常见的射精功能障碍，并与精神因素有关。中医学认为，肝主疏泄，肾为封藏之本，肝与肾之间相互制约，相辅相成，共司精关的开合。肝疏泄功能的异常一般分为疏泄不及和疏泄太过两种，虽同属肝脏气机失调，但前者是功能减退，后者是功能亢进。若疏泄不及则气行迟缓，开启精关无力，易出现不射精；太过则气行迅疾如风，冲逆精关而易出现早泄。治宜镇肝熄风为主，佐以滋阴潜阳。镇肝息风汤加减方中以怀牛膝引血下行；代赭石、龙骨、牡蛎、蜈蚣降逆潜阳，镇肝息风；炙龟板、玄参、天冬、五味子滋养阴液，以制阳亢；甘草缓急，调和诸药。诸药合用，共奏镇肝息风、滋阴潜阳之功，还具有镇静与催眠作用，能显著地缓解患者的紧张与焦虑情绪，减轻性交时过度的兴奋与激动感，增强患者对射精预感的感受与控制能力，延迟射精发动时间，用于治疗早泄疗效较好。

七子毓麟丹

【药物组成】　枸杞子、莲子、生地黄、山药、芡实、白芍各 20 g，菟丝子、金樱子、煅牡蛎、炙黄芪各 15 g，沙苑子、楮实子、当归各 10 g，五味子、炒乌药各 7 g。

【适用病症】　早泄。

【用药方法】　每天 1 剂，水煎服。

【临床疗效】　此方治疗早泄，疗效佳。

【病案举例】　张某，男，38 岁。诊见：3 年来阴茎能举但不坚挺，易早泄且阳痿，伴见面色少华，眩晕纳呆，腰酸乏力，少腹、会阴坠胀酸楚，甚至牵连睾丸不适，舌质淡光红、苔微黄，脉细数。证属肾阴不足，虚火妄动，精关难固。连服七子毓麟丹 14 剂后，早泄好转，但坚挺不足，睾丸、会阴仍偶酸坠。续以上方去牡蛎，加蛇床子，生地黄易为熟地黄。又服 10 剂后，阴茎勃起即坚。后以上方去金樱子、乌药，连服 37 剂，其妻已怀孕。

【验方来源】 承荷清，马继松. 承忠委运用十子毓麟丹治男性病经验［J］. 辽宁中医杂志，1996，23（2）：56.

按： 早泄导致不育，颇为多见。本病以肝经湿热、阴虚阳亢、肾气虚损、心脾两虚等多见，常用龙胆泻肝汤、归脾汤等治疗，但临证仍以辨证为要。若以肾阴不足，虚火妄动为主，兼见气血失调，当宗张景岳"善补阴者，当从阳中求阴"之旨，以枸杞子、莲子、菟丝子、金樱子、沙苑子、楮实子、五味子平补肾之阴阳，合生地黄、炙黄芪、白芍、当归等调益气血，加煅牡蛎、芡实固涩，防精泄过速；更用少量炒乌药芳香行气，避免诸补药壅滞碍胃，还有气中和血、止痛消胀等功用。诸药合用，共奏补肾益气固涩之功，验之临床，获效颇佳。

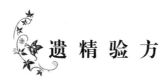

遗 精 验 方

心肾交感汤

【药物组成】 金樱子、泽泻、萹蓄各 30 g，石菖蒲、远志各 18 g，枸杞子、补骨脂各 20 g，炒知母、炒黄柏各 15 g，黄连、肉桂各 9 g，砂仁 12 g。

加减：肾阴虚者，加女贞子、熟地黄；肾阳虚者，加仙茅、淫羊藿、巴戟天。

【适用病症】 遗精。

【用药方法】 每天 1 剂，水煎服。

【临床疗效】 此方治疗遗精，疗效颇佳。

【病案举例】 王某，男，18 岁。患者近 1 年来时常阴茎勃起，流出精液，并逐渐加剧，甚至自遗，经用补肾固涩之剂治疗数月未见效。诊见：头晕目眩，时常失眠，腰膝酸软，舌质淡红，脉沉细。治以心肾交感法，方用心肾交感汤去补骨脂、黄连、肉桂，加炒酸枣仁 30 g，白术 15 g，续断 18 g。服 4 剂药后，遗精停止。将上方 1 剂配丸药，以资巩固。

【验方来源】 郑国庆. 张志远应用心肾交感法治遗精经验〔J〕. 辽宁中医杂志，1996，23（2）：54.

按：中医学认为，遗精多缘由阴虚火旺蕴热，精室被扰。治疗上若一味滋阴、益精、固涩，则火邪未消，内热未除；而单纯清热泻火，又有耗伤阴精之弊。故以交通心肾立法，散敛、开合、补泻并用，使邪去则补药得力，火降热去而阴精自复。心肾交感汤中的金樱子功专固涩闭合，而且敛肾经浮游之火；泽泻、萹蓄甘淡利水渗湿，且性寒能泻肾及膀胱之热，引热下行，给火邪以出路，使火降热去则阴精自复，二组药相配，一开一合，正合心肾交通之制；补骨脂、枸杞子益肾气；石菖蒲、远志使心气开通，肾气升；黄连、肉桂清心火，引火归原；炒知母、炒黄柏、砂仁苦泄厥阴，亦是交通心肾之意。诸药合用，实火可清，湿热则祛，虚火可降，又能固精补肾，用于治疗火旺、劳伤、色欲等原因引起的遗精，皆可获效。

车前子单方

【药物组成】　　车前子 100 g，精盐 5 g。

【适用病症】　　遗精。

【用药方法】　　车前子用精盐细炒至焦，研细末，每次服 10 g，每天 3 次。

【临床疗效】　　此方治疗频繁遗精及滑精患者多例，皆愈。

【病案举例】　　某男，50 岁。颜面、双下肢凹陷性浮肿，小便短少，混浊不清，尿蛋白（＋＋＋），有慢性肾炎尿毒症病史，迭进中、西药罔效。近来口干不饥，胸闷，神疲，腹胀，腰沉，大便溏，夜间遗精较频。此浮肿乃水之多也，水湿郁而生热，湿热蕴结下焦，相火不宁，内扰精室而致遗泄。用车前子单方治疗 4 天后，肿退而遗精止。后以桂附八味丸善后调理月余而安。

【验方来源】　　熊新年. 单味车前子治遗精［J］. 中医杂志，1998，39（11）：647.

按：车前子，《本草汇言》谓其"行肝疏肾，畅郁和阳，同补肾药用，令强阴有子"。《名医别录》载其"养肺强阴益精，令人有子"。用其治疗遗精时，在辨证施治的前提下，于相应方剂中加入车前子可使疗效增强。特别是对频繁遗精及滑精者，在服用固精丸、归脾丸、六味地黄丸等方剂均无效时，用单味车前子精盐细炒研末吞服，有较好的疗效。

精液不液化症验方

清热化解汤

【药物组成】 龙胆草、牡丹皮、知母、柴胡各 15 g，川芎、炒栀子、竹叶、黄柏各 10 g，生地黄、大青叶各 30 g。

【适用病症】 精液不液化症。临床表现为心烦易怒，胸胁苦满，口苦咽干，平素嗜食辛辣肥腻之品，或饮酒过多，舌质红或暗红、苔黄腻，脉弦滑有力。精液常规检查液化时间均超过 1 小时，可出现白细胞或脓细胞。可见于前列腺炎、前列腺肿大等疾病。

【用药方法】 每天 1 剂，水煎 2 次，分早、晚服。于女方月经后第 5 天男方开始服，连续 8 天。服药期间多食清淡之品，忌辛辣和烟酒。

【临床疗效】 此方治疗男性精液不液化症 68 例，痊愈（经治疗后临床主要症状明显好转，精液化验恢复正常，白细胞或脓细胞消失，B 超检查示前列腺病变显著改善，女方受孕）42 例，有效（经治疗后临床主要症状好转，精液液化时间 <30 分钟，白细胞或脓细胞消失，B 超检查示前列腺病变好转，但女方未受孕）18 例，无效（经治疗后主要症状虽然好转，但精液液化时间仍 >60 分钟或无改变）8 例。总有效率 88.3%。

【验方来源】 周淑英，邢军，林雁. 清热化解汤治疗精液不液化症 68 例 [J]. 新中医，2001，33（11）：57.

按：男性精液不液化是导致男性不育的常见原因。中医学认为，本病与心、肝、脾、肾有密切关系。因为肾为先天之本，主藏精和生长发育；肝主藏血，肝络阴器，且肝肾同源，当肝郁化热，致湿热内蕴下注，耗伤精血时，则精液出现异常，精液少或精液黏稠而致不育。临证所见多数患者身体肥胖，情绪易激动，两胁胀满，口苦咽干，平素多食辛辣、油腻，饮酒过度，舌质红或暗红、苔黄腻，脉弦滑。证属肝胆湿热，热自内生，耗伤津液所致。清热化解汤中的龙胆草、炒栀子、黄柏、竹叶、大青叶清热泻火；生地黄、牡丹皮、知母凉血生津；柴胡、川芎疏肝解郁。诸药合用，具有清热泻火、凉血生津之功效，用于治疗精液不液化症，疗效颇佳。

当归六黄汤加味方

【药物组成】　当归、熟地黄、生地黄、枸杞子各 12 g，丹参、黄芪、薏苡仁各 10 g，黄连、黄柏、黄芩各 6 g，水蛭粉（冲服）3 g，甘草 5 g。

加减：湿热重者，加蒲公英、金银花、萆薢；血瘀重者，加川牛膝、赤芍、桃仁、红花；脾肾亏虚者，加山茱萸、肉苁蓉、淫羊藿。

【适用病症】　精液不液化症。临床表现为精液液化时间超过 1 小时，伴见口干心烦，午后潮热，小便短赤，舌红，脉数等。

【用药方法】　每天 1 剂，水煎服。1 个月为 1 个疗程。

【临床疗效】　此方加减治疗精液不液化症 66 例，痊愈（经治疗后临床症状明显好转；精液液化时间恢复正常，白细胞消失；B 超检查前列腺病变显著改善，而且配偶受孕）36 例，有效（经治疗后临床症状好转；精液液化时间 <30 分钟，白细胞或脓细胞消失；B 超检查示前列腺病变好转，但配偶未受孕）

19 例，无效（经治疗后临床症状虽好转，但精液液化时间仍＞30分钟或无改变）11 例。总有效率为 83.33% 。

【病案举例】 张某，男，32 岁。婚后 3 年不育，女方各项检查正常。诊见：腰膝酸软、小便黄，口干心烦，盗汗，小腹时有胀痛，神疲体倦，舌红、苔黄腻，脉弦细数。精液常规检查示：精液超过 2 小时不液化。前列腺液镜检：卵磷脂小体减少，白细胞增多。中医诊断为精液不液化症，不育症。证属肾阴不足，湿热壅结，脉络瘀滞。用当归六黄汤加味方去黄柏，加金银花 20 g，桃仁 8 g。治疗 1 个月后，精液常规检查：精液量 3.5 mL，液化完全，精子计数 $97 \times 10^9/L$，活动率 0.80，活动力良好，畸形 0.06。1 年后其妻妊娠，后顺产一女婴。

【验方来源】 黄志彪，黄志坚，黄天宝，等. 当归六黄汤加味治疗精液不液化症 66 例 [J]. 新中医，2003，35（9）：50.

按： 精液不液化症主要是由前列腺的慢性炎症影响前列腺分泌液化因子减少，致使精液凝固因子与活化因子之间失去平衡所致，是导致男性不育症的主要原因之一。本病属中医学淋浊、精热等范畴。多因肾阴不足，湿热壅结，经脉瘀滞，致使精液不液化。当归六黄汤加味方中的当归养心荣心、活血祛瘀为主药；生地黄、熟地黄滋补肾阴；黄连、黄柏、黄芩泻火清热坚阴，其中黄连清心火，以安心之所主；黄芪补中益气，顾护中焦，托毒排脓；金银花清热解毒；薏苡仁健脾渗湿、化浊舒筋；丹参活血祛瘀，凉血止痛，除烦安神；水蛭粉含水蛭素、肝素，能活化纤溶系统，降低血液黏稠度，加速微循环，增加毛细血管网数和循环张力，可使前列腺分泌液化因子改善。诸药合用，共奏益气健脾、活血祛瘀之功效，用于治疗精液不液化症，可获得较好的疗效。

化瘀解毒汤

【药物组成】　丹参30 g，赤芍、天花粉、旱莲草、车前子（包）、黄柏、知母各15 g，牡丹皮、紫花地丁各12 g，竹叶6 g，淫羊藿10 g，炮穿山甲（代）5 g。

【适用病症】　精液不液化症。临床表现为精液液化时间>60分钟，多伴有烦躁易怒，失眠多梦，头晕耳鸣，腰膝酸软，记忆力下降、夜尿频、尿有不尽感或尿末带白黏液，遗精，舌质红或暗红、苔黄而腻，脉弦滑等症状。精液常规检查多有白细胞或少许脓细胞。B超检查示：前列腺炎症。

【用药方法】　每天1剂，水煎2次，分早、晚服。于女方月经来潮第1天男方开始服药，连服15剂。

【临床疗效】　此方治疗精液不液化症50例，痊愈（治疗后精液液化时间正常，白细胞或脓细胞消失，B超示前列腺炎症明显减轻，女方怀孕）20例，有效（精液液化时间<60分钟，白细胞或脓细胞消失，B超示前列腺炎症减轻，但女方未怀孕）26例，无效（精液液化时间>60分钟或部分液化或不液化）4例。总有效率92%。

【病案举例】　某男，34岁。已婚5年未育。平素嗜辣，常醉酒。诊见：舌质暗红、苔黄厚腻，脉弦滑。精液常规检查：精液7小时不液化，白细胞（+++）。用化瘀解毒汤，连服15剂后，精液2小时不液化，白细胞（+）。守方续服15剂后，精液常规检查正常。效不更方，再服15剂。2个月后女方已怀孕。

【验方来源】　周淑英，邢军. 化瘀解毒汤治疗精液不液化症［J］. 山东中医杂志，2000，19（1）：23.

按： 精液不液化症是导致男性不育常见病因之一，主要与肝、肾、心、脾有关，其中肝、肾尤为重要。因肾主生殖、藏精、主二阴，为孕育之本；而肝藏血，肝经络阴器，肝肾同源，肝阴血不足则精少，肝郁化热，湿热内蕴下注伤精，血瘀阻络则精液异常而致不育。化瘀解毒汤中用丹参为主药，配以赤芍、天花粉、旱莲草、车前子、牡丹皮、紫花地丁、竹叶等大量活血化瘀、增液解毒药；黄柏配知母泻相火；在大量清热解毒药的基础上，少佐淫羊藿助阳以温化，防寒凉之冰伏，用少量炮穿山甲（代）化瘀通窍。诸药合用，共奏清热解毒、活血化瘀之功效，用于治疗湿热内蕴、血瘀阻络之精液不液化症，可获得较好的疗效。

加味两地汤

【药物组成】　生地黄、地骨皮各 30 g，麦冬、白芍、玄参、白薇、女贞子、旱莲草各 15 g，石斛 12 g，阿胶（烊化）10 g。

【适用病症】　精液不液化症。临床表现为精液液化时间超过 1 小时，并伴有阴虚火旺症状，如手足心热、面易烘热、口干舌燥，目涩耳鸣，头晕健忘，腰膝酸软，多梦遗精，舌红，脉细数。

【用药方法】　每天 1 剂，水煎服。4 周为 1 个疗程，连续治疗 2 个疗程。

【临床疗效】　此方治疗精液不液化症 31 例，治愈（精液液化时间少于 1 小时，或配偶受孕，阴虚火旺症状消失或基本控制）28 例，显效（精液液化时间缩短 40 分钟以上，阴虚火旺症状明显改善）1 例，无效（精液液化时间及阴虚火旺症状均无改善）2 例。总有效率 93.55%。

【验方来源】　沈坚华，李淑萍，邱云桥，等. 加味两地汤治疗精液不液化症 31 例疗效观察 [J]. 新中医，2001，33

（6）：23.

按：精液不液化症是引起男性不育的主要原因之一。中医学认为，精液不液化症与素体阴虚或阳虚、房事不节、湿热、寒凝、思虑过度等有关。临床有阴虚火旺型、肾阳虚衰型、湿热下注型、痰瘀互结型、寒凝血瘀型等，其中以阴虚火旺型多见。加味两地汤中的地骨皮、生地黄能清骨中之热，骨中之热源于肾经之热，清其骨髓，则肾气自清，而不损伤肾气；玄参、麦冬、阿胶、白芍养阴清热；女贞子、旱莲草、白薇、石斛增强滋阴清热之力。诸药合用，共奏养阴清热、滋阴补肾之功，且养阴而不滋腻，去火而不伤阳，在改善临床症状及精液液化时间方面，有较好的疗效。

化　精　汤

【药物组成】　益智仁、生地黄、山楂各 15 g，薏苡仁、淫羊藿、车前子、麦芽各 12 g。

加减：性欲亢进、腰膝酸软、五心烦热、头晕耳鸣、舌红苔少、脉细数等属阴虚火旺者，加黄柏、知母；小便赤且浑浊、阴囊潮湿、前列腺液检查白细胞增多、舌质红、苔黄腻、脉滑数等属湿热下注者，加黄柏、苍术、土茯苓、虎杖；乏力纳差、小便浑浊、舌苔白厚腻、脉濡缓等属脾虚湿阻者，加萆薢、石菖蒲；神疲乏力、腰膝酸软、遗精早泄、脉细无力等属肾气虚者，加菟丝子、巴戟天；性欲低下、恶寒怕冷、阳痿早泄、舌淡、苔白润、脉沉迟等属肾阳虚者，加仙茅、乌药、小茴香；舌质瘀暗、舌下脉络紫滞、前列腺增大触痛等属瘀血阻滞者，加王不留行、炮穿山甲（代）、丹参等。

【适用病症】　精液不液化症。

【用药方法】　每天 1 剂，水煎 2 次，分早、晚服。30 天为

1 个疗程，治疗 1～3 个疗程。

【临床疗效】　此方加减治疗精液不液化症 128 例，治愈（治疗后配偶受孕或精液常规检查连续 2 次液化时间 <30 分钟，临床症状、体征消失）70 例，有效（治疗后精液常规检查连续 2 次液化时间在 30 分钟至 1 小时内，临床症状、体征有不同程度的改善）40 例，无效（治疗前后精液液化时间及临床症状、体征无变化）18 例。总有效率 85.9%。

【验方来源】　朱庆生. 化精汤治疗精液不液化症 128 例 [J]. 江苏中医，2000，（12）：29.

按：精液的正常与否，取决于肾的功能。精液迟缓液化，多由于肝肾之精血亏损，气血失和，精室空虚，加之劳累及房事过频，或有婚前手淫等不良习惯，或吸烟、饮酒过多，或长期精神刺激，导致阴精耗损太过，相火失于潜藏；或湿热下注，恋留精室，暗耗阴精；或血瘀气滞，妨碍阴精正常化生等。化精汤中以生地黄、山楂甘酸化阴，滋阴清热，生阴精，化津液，清相火，使阴平阳秘；益智仁、淫羊藿壮益肾阳，温而不燥，意在阳中求阴，精液乃生；薏苡仁既可健脾和胃，祛湿化浊，旺盛气机，又可避免生地黄等药物滋腻滞脾；车前子甘寒清利，性善除泄，功在祛湿清热，通启精窍。尤以山楂与麦芽相伍，取酸甘化阴之意，借以酸化血液，以降低精液 pH。诸药合用，共奏补肝肾、清相火、畅气血、祛浊邪之功。本病虽多表现为热证、湿证，但阴精虚损是其本，湿热瘀滞是其标，故治疗时苦寒、辛热之药宜少用或短期使用，祛邪过半即止。因过用苦寒、辛热药会损伤肾阴肾阳，并伤脾败胃，不但有损于阴精滋生，而且虚火、湿浊、瘀血等邪更难祛除，使精液质量下降，受孕机会减少。化精汤可改善精子生成、成熟和生存的内环境条件，使精液质量得到改善，精子活动力、活率、计数、正常形态率均有不同程度的提高。

水蛭化精汤

【药物组成】 水蛭末（冲服）4 g，淫羊藿、黄精各 20 g，萆薢、菟丝子、女贞子、枸杞子各 15 g，浙贝母、车前子、石菖蒲各 15 g。

加减：肾阳虚损者，加鱼鳔胶末（冲服）、巴戟天、鹿角霜各 12 g，肉桂 5 g；阴虚火旺者，加炙鳖甲、地骨皮、玄参各 20 g，知母、山茱萸各 10 g；湿热内蕴者，加金银花、蒲公英各 20 g，滑石 15 g，苍术、黄柏各 10 g；痰湿壅盛者，加生薏苡仁 24 g，茯苓 15 g，苍术、泽泻各 10 g；脉络瘀阻者，加丹参 20 g，桃仁、红花、炮穿山甲（代）、路路通各 10 g，王不留行 12 g。

【适用病症】 精液不液化症。

【用药方法】 每天 1 剂，水煎 2 次，分早、晚服。3 个月为 1 个疗程。服药期间忌烟、酒、生冷及辛辣刺激性食物。

【临床疗效】 此方加减治疗精液不液化症 228 例，治愈（临床症状消失，30 分钟内精液完全液化或配偶受孕）163 例，显效（临床症状基本消失，30～60 分钟精液完全液化）42 例，有效（临床症状明显减轻，1～2 小时精液完全液化）15 例，无效（临床症状和精液液化无明显变化）8 例。总有效率 96.5%。

【病案举例】 范某，男，34 岁。诊见：婚后 7 年不育，性生活正常，自觉尿道灼热疼痛，尿后淋漓不止，阴囊潮湿不适，小便短赤，舌红、苔黄腻，脉滑数。实验室检查：精液完全液化时间 18 小时，精子计数 40×10^9/L，精子活动率 5%，精子活动力 0 级；前列腺液镜检：白细胞（+++）。西医诊断：精液不液化症。中医辨证属湿热内蕴。服水蛭化精汤加金银花、蒲公英各 20 g，滑石 15 g，苍术、黄柏各 10 g。连用 2 个月后，症状消失，精液于 1 小时内完全液化，精子计数 65×10^9/L，精子活动率 60%，精子活动力Ⅲ级；前列腺液镜检：白细胞（－）。继用上方 1 个月后，精液于 30 分钟内完全液化，精子计数 75×10^9/L，精子活动率 70%，精子活动力Ⅳ级。此后其妻受孕。

【验方来源】　王安甫. 水蛭化精汤治疗精液不液化症 228 例 [J]. 新中医，1998，30（10）：44.

按：精液不液化症的病因颇繁杂，同时往往伴有精子活动力下降或精子计数、形态的异常。水蛭味咸苦性平，入肝、膀胱经，宜生用，可研细末装胶囊以去腥味，功善破血逐瘀，通经利水。主要用于癥瘕、积聚、瘀血内停、跌打损伤等。本品有毒，但毒性小，药力较猛。现代药理研究表明，水蛭富含水蛭素、组胺物质、肝素、抗血栓素等，能阻止血液凝固，扩张血管，促进血液循环。精血同源，生水蛭不仅能阻滞血凝，同样善破冲任之瘀，有液化精液之功；淫羊藿、菟丝子补肾壮阳，助命门之火，于阳中求阴，则阴得阳升而源泉不竭；女贞子、枸杞子、黄精补肾填精，养血生津，于阴中求阳，则阳得阴助而生化无穷。本病的病位在肾，肾中精气是生命活动之本，所以调补肾中阴阳对本病起重要作用。萆薢、石菖蒲利湿化浊，相须为用，配车前子滑利降泄，祛湿化痰。三药配伍以治痰湿之本。浙贝母为软坚散结、解郁化痰之要药，以助车前子化痰之力。诸药合用，共奏补肾、抗凝、祛湿化痰之功。故本方用于治疗精液不液化症，对精子计数、精子活动力、畸形率均有不同程度的改善，其中以精子活动力改善明显。并通过调节整体功能，改善生殖内环境，使精液质量获得提高。

二至液化汤

【药物组成】　生地黄、麦冬、知母、玄参、赤芍、白芍、天花粉、金银花、女贞子、旱莲草各 15 g，地骨皮、山茱萸各 12 g，丹参 30 g，淫羊藿 18 g。

【适用病症】　精液不液化症。

【用药方法】　每天 1 剂，水煎 2 次，分早、晚 2 次各服 150～200 mL。另口服吲哚美辛每次 25 mg，每天 3 次；维生素 C 每次 0.3 g，每天 3 次。1 个月为 1 个疗程。1 个疗程结束后复查精液常规，主要观察液化时间，若女方受孕停服。

【临床疗效】　此方治疗精液不液化症 28 例，显效（精液在 60 分钟内完全液化）22 例，有效（精液 60 分钟内液化不全）4 例，无效（精液 60 分钟内完全不液化）2 例。总有效率 92.86%。

【验方来源】　张挺. 中西医结合治疗精液不液化症 28 例 [J]. 山西中医，2003，19（2）：35.

按：液化时间指自排精至精液混匀成流动液体之时间。室温下精液射出后 60 分钟不液化或仍含有未液化的凝块者称为精液不液化症，是导致男性不育症的常见原因之一。中医学认为，本病与淋证、白浊、精浊、精寒等有关，多属下焦湿热，热灼津液，炼液为痰，以致精液黏稠而不液化。二至液化汤以滋阴药物为主，佐以温补肾阳，能纠正肾阴不足患者的睾丸功能不足的状态，促使精子形成和精液液化，调整机体阴阳平衡。现代药理研究表明，方中的生地黄、地骨皮、天花粉、金银花、赤芍等共用能降低多种致炎物质所引起的毛细血管通透性增加，从而起到清热消炎作用；淫羊藿有明显促进性机能作用，其提取物具有雄激素样作用；麦冬、玄参、白芍、山茱萸滋阴降火；女贞子、旱莲草滋补肾阴、凉血止血；丹参、知母能抑制中枢神经系统的兴奋性，使生殖器官的充血水肿炎性状态得以改善。诸药合用，配伍巧妙，临床疗效显著。

龙胆三黄利湿汤

【药物组成】 龙胆草、黄柏、通草、黄芩、栀子、牡丹皮、泽泻、茯苓、当归各 10 g，萆薢、车前子、薏苡仁、生地黄各 20 g。

加减：若精液中有脓细胞者，加土茯苓、蒲公英、金银花各 15 g；若小腹抽痛、阴囊冷湿者，加橘核、荔枝核各 10 g；若精道刺痛者，加琥珀、蒲黄、延胡索各 10 g；若性欲淡漠者，加阳起石、韭菜子各 10 g。

【适用病症】 精液不液化症。

【用药方法】 每天 1 剂，水煎服。30 天为 1 个疗程。并配合西医常规治疗及针灸、推拿疗法治疗。

【临床疗效】 此方加减治疗精液不液化症 33 例，治愈（精液 30 分钟内液化，配偶受孕）25 例，好转（精液液化时间缩短）5 例，无效（精液仍不液化）3 例。总有效率 90.91%。

【验方来源】 张若鹏，邵华. 中西医结合治疗精液不液化症 33 例疗效观察［J］. 云南中医中药杂志，2003，24（4）：10.

按：精液不液化症常见的病因为前列腺炎和精囊炎。中医学认为，本病因外感湿热之邪，或酗酒、过食肥甘，湿热内生，灼伤阴液，加之禀赋不足，大病久病，耗伤肾阴，虚火煎熬精液，气化失司所致。龙胆三黄利湿汤中的龙胆草、萆薢、黄柏、车前子、通草清利湿热；黄芩、栀子、牡丹皮清泻肝胆及血分之热；薏苡仁、泽泻、茯苓健脾利湿；火盛恐伤阴，故配生地黄、当归滋养阴血。诸药合用，共奏清热利湿之功，外加针灸、推拿疗法，用于治疗精液不液化症，临床疗效明显。

清热活血汤

【药物组成】　白花蛇舌草、萆薢、丹参、路路通各 20 g，连翘、竹叶、知母、黄柏、当归、赤芍、白芍、红花、怀牛膝、皂角刺、菟丝子各 15 g。

加减：肾虚者，加淫羊藿、肉苁蓉、露蜂房；阴虚者，加生地黄、玄参、炙龟板；湿盛者，加滑石、薏苡仁、车前子。

【适用病症】　精液不液化症。

【用药方法】　每天 1 剂，水煎服。20 天为 1 个疗程，一般治疗 1~3 个疗程。

【临床疗效】　此方加减治疗精液不液化症 56 例，痊愈（精液液化时间正常，配偶 2 年内受孕并足月分娩）34 例，好转（精液液化时间正常，但配偶 2 年内未孕）19 例，无效（精液仍不液化）3 例。总有效率 94.64%。

【病案举例】　王某，男，28 岁。婚后 2 年不育，性功能正常，每周同房 2~3 次，伴有尿痛、淋漓不尽、少腹胀痛等症状，按前列腺炎治疗 2 个月，症状稍改善。精液常规检查：精液黏稠，pH 8.0，1 小时不液化，精子计数 48×10^9/L，活率 0.60，白细胞（++）。前列腺液镜检：白细胞（+++）。诊见：舌红、苔白，脉弦滑。西医诊断为精液不液化所致男性不育症，慢性前列腺炎。证属湿热下注，扰乱精室，清浊混淆，瘀血阻滞。治以清热利湿，活血化瘀。用清热活血汤加滑石、甘草、车前子，20剂。服药后小便正常，少腹稍不适。嘱其戒烟酒，再用清热活血汤原方 20 剂。服药后临床症状消失。精液常规复查：精液已液化；前列腺液镜检白细胞少许。3 个月后其妻已怀孕。

【验方来源】　张国亭. 清热活血汤治疗精液不液化 56 例 [J]. 国医论坛，2003，(3)：32.

按：精液不液化症是导致男性不育的常见原因。其液化过程延迟，精子发生凝集或制动，减缓或抑制精子通过宫颈而造成不育。任何原因导致前列腺分泌功能障碍，使精液中缺乏精液液化因子，则可发生精液不液化症。中医学认为，湿热邪毒蕴结，气滞血瘀入络，败精湿浊郁滞，肾阴肾阳虚损等，形成了湿热、瘀血、肾虚的病理机制。治以清热利湿、活血化瘀为主，佐以补肾。清热活血汤中的白花蛇舌草、萆薢、连翘、竹叶、知母、黄柏清热利湿，通淋利尿；丹参、路路通、当归、赤芍、白芍、红花、皂角刺活血化瘀，软坚散结通络；怀牛膝、菟丝子补肾。方中许多中药有抑菌、杀菌作用，可使前列腺炎症消退，内环境改善，分泌功能正常，精液自然液化。

丹参赤芍二陈汤

【药物组成】 丹参 30 g，赤芍、法半夏、陈皮、茯苓各 10 g。

加减：肾阴亏损兼有痰瘀者，证见不育，精液黏稠而不液化，精子数、精子成活率、精子活动力正常或异常，口干，五心烦热，性欲不减，舌质暗红、少苔，脉滑数者，合知柏地黄汤加味（知母、山茱萸、泽泻、牡丹皮各 10 g，黄柏 6 g，熟地黄 15 g，山药 12 g，炮龟板 20 g）；肾阳不足兼有痰瘀者，证见不育，精液黏稠而不液化，精子数、精子成活率、精子活动力正常或异常，体形肥胖，腰膝酸软，畏寒阴冷，舌质淡、苔白腻，脉细涩，合生精汤（五味子、菟丝子、女贞子、仙茅、续断各 10 g，枸杞子、桑椹各 12 g，车前子、淫羊藿各 15 g，甘草 6 g）；湿热下注兼见痰瘀者，证见不育，精液黏稠不液化，精子数、精子成活率、精子活动力正常或异常，精液常规检查有脓细胞、白细胞，小便热刺痛，甚则尿血，身倦嗜睡，胸闷脘痞，舌质暗红、苔黄腻，脉濡数，合龙胆泻肝汤（龙胆草、木通、淡竹叶各 6 g，栀子、黄芩、生地黄、泽泻各 10 g，当归、蒲公英各 12 g，车前子 15 g）。

【适用病症】　精液不化症。

【用药方法】　每天 1 剂，水煎服。连服 3 天，停药 1 天。2 个月为 1 个疗程。服药期间忌辛辣，节房事，避免感冒及过度疲劳。

【临床疗效】　此方加减治疗精液不化症 38 例，治愈（配偶受孕或精液液化时间＜60 分钟）21 例，有效（精液在 60 分钟内大部分液化）14 例，无效（精液在 60 分钟内不液化）3 例。总有效率 92.11%。

【病案举例】　某男，28 岁。结婚 3 年不育，性生活正常，女方妇科检查无异常。患者多次检查精液均不液化。诊见：身倦嗜睡，小便热刺痛，舌质暗红、苔黄腻，脉濡数。精液常规检查示：精液量 3 mL、呈灰白色，60 分钟不液化（无法计数）。证属湿热下注，痰瘀精窍。治宜清热利湿，化痰祛瘀。方用丹参赤芍二陈汤合龙胆泻肝汤去栀子、木通、蒲公英、淡竹叶，加淫羊藿 15 g，甘草 6 g。服药 1 个疗程后，精液常规复查：精液呈灰白色，量 3 mL，液化时间 30 分钟，精子计数 75×10^9/L，精子活动率 65%、活动力良好。2 个月后其妻怀孕。

【验方来源】　李加茂，张学香. 从痰瘀论治精液不化 38 例［J］. 河南中医，2003，23（7）：49.

按：精液不液化症属于中医学精稠范畴，一般病程较长，缠绵难愈。因肾藏精，主生殖，为先天之本；脾胃为后天之资，气血生化之源；肝藏血，为血脏，主润宗筋；脾失健运，水湿停聚为痰，肝郁气滞血液运行不畅；痰浊不化瘀血内生，痰瘀互结，留滞精道，日久生热，精液黏稠而不化。因此，痰瘀不仅是肾阴亏损、肾阳不足、湿热下注、寒湿郁滞的病理产物，在一定条件下也可成为精液不液化症的致病因素。凡肺、脾、肾、三焦等诸脏腑功能失调致津液不输布，聚湿成痰，进而呈痰瘀互结，均可影响精液的液化。丹参赤芍二陈汤中的丹参、赤芍活血化瘀；法半夏、陈皮、茯苓健脾化痰。肾阴亏损兼有痰瘀者，合知柏地黄汤滋阴降火；肾阳不足兼有痰瘀者，合生精汤填精温肾散寒；湿热下注兼见痰瘀者，合龙胆泻肝汤清热利湿。临证随症状加减，可获得较好的疗效。

液 化 汤

【药物组成】　生地黄、黄精、山茱萸、赤芍、丹参、川牛膝、泽兰、虎杖各 15 g，牡丹皮、白芍、黄柏、淫羊藿各 12 g，黄芪 20 g，红藤 30 g。

【适用病症】　精液迟缓液化症。

【用药方法】　每天 1 剂，水煎 2 次，分早、晚服。同时配合西药经尿道灌注治疗，隔天 1 次。1 个月为 1 个疗程。用药期间禁食酒、辛辣等刺激性食物，积极预防感冒，房事规律。

【临床疗效】　此方加减治疗精液迟缓液化症 68 例，治愈（精液液化时间在 40 分钟内，精子活动力、活动率完全或基本恢复正常，临床症状消失，前列腺液镜检连续 2 次以上正常）46 例，有效（精液液化时间在 40 ~ 60 分钟，精子活动力、成活率改善但尚未达到正常范围，临床症状消失或减轻，前列腺液镜检仍有少量白细胞）16 例，无效（精液液化时间大于 1 小时，精子质量无改善，前列腺液镜检和临床症状亦无改善）6 例。总有效率91.17%。

【验方来源】　周丽娟，李承功，武传庆. 液化汤合尿道灌药治疗精液迟缓液化症 68 例 [J]. 江西中医药，2003，34（8）：26.

按：中医学认为，精液迟缓液化症乃肾阴精亏，湿热浊瘀阻滞下焦所致。治宜滋阴益肾填精，清热利湿，祛瘀泄浊。液化汤中的生地黄、黄精、白芍、山茱萸滋阴补肾填精，培元固本；黄芪、淫羊藿益气温阳化气；虎杖、红藤、赤芍、泽兰、黄柏清热利湿，凉血活血，解毒泄浊；川牛膝、丹参、牡丹皮、赤芍活血化瘀，荡涤下焦浊瘀。同时配合西药经尿道灌注治疗，中西互补，标本兼治，虚实兼顾，故疗效显著。

黄柏知母参前化液汤

【药物组成】 丹参、黄柏、知母、车前子、桃仁、紫花地丁、牡丹皮、巴戟天、淫羊藿、菟丝子、枸杞子各 10 g，蒲公英 15 g，甘草 6 g。

【适用病症】 精液不液化症。

【用药方法】 每天 1 剂，水煎 2 次，分早、晚服。并配合西药治疗 15 天为 1 个疗程。治疗期间嘱患者少房事，忌食辛辣刺激性食物。

【临床疗效】 此方治疗精液不液化症 100 例，10～25 分钟精液液化者 45 例，26～30 分钟液化者 32 例，31～50 分钟液化者 23 例。

【病案举例】 刘某，男，26 岁。结婚 2 年未育，性生活正常，配偶检查无异常。诊见：经常口干，耳鸣，腰酸，小腹部及会阴部隐痛，有时有小便解不尽感，平time嗜好辛辣。体检：发育正常。精液常规检查：色灰白，量 2 mL，精子活动力 I 级，活动率 20%，脓细胞（++），精液 4 小时不液化。用黄柏知母参前化液汤配合西药治疗 1 个疗程，临床症状减轻。精液常规复查：乳白色，量 2.5 mL，精子活动力 II 级、活动率 50%，精子计数 58×10^9/L，液化时间 50 分钟。继续治疗 1 个疗程，临床症状完全消失。精液常规复查：乳白色，量 2.5 mL，精子活动力Ⅲ级，精子活动率 70%，精子计数 62×10^9/L，液化时间 20 分钟。次月其妻受孕。

【验方来源】 李言富. 中西医结合治疗精液不液化 100 例 [J]. 安徽中医学院学报，2000，19（4）：34.

按：精液不液化症是导致男性不育的原因之一。中医学认为，肾藏精，主生殖，肾之阴阳平衡、精气充实是生育的最根本条件。精液为肾所属，故精液的液化与肾的气化功能有直接关系。若肾阳不足，寒邪凝滞，或湿浊不化，导致气机不利，则精液不液化；若肾阴不足，阴不足，阴虚火旺，或湿热蕴蓄下焦，导致气机不利，则精液亦不能液化。因此，本病的病机主要在于气化不利，治疗的关键在于恢复气化功能，或温阳散寒，或化湿通阳，或滋阴清热等。黄柏知母参前化液汤中以蒲公英、黄柏、知母、车前子、紫花地丁清热解毒利湿；丹参、牡丹皮、桃仁活血化瘀；巴戟天、淫羊藿、菟丝子、枸杞子补肾益精。诸药合用，共奏解毒、化瘀、利湿、补肾之效，气机通利，气化复常，则精液液化亦归于正常。

附性腺炎性精液不液化症验方

融　精　汤

【药物组成】　牛膝、浙贝母、车前子、黄柏各 10 g，连翘 12 g，萆薢、薏苡仁、生地黄、玄参、丹参、淫羊藿各 15 g，甘草 6 g。

加减：阴虚火旺者，加知母、鳖甲；痰瘀互结者，加牡蛎、炮穿山甲（代）；湿热偏重者，加大黄。

【适用病症】　附性腺炎性精液不液化症。临床表现为精液不液化，伴有前列腺、精囊及附性腺炎性病变，甚至导致不育。

【用药方法】　每天 1 剂，水煎 2 次，分早、晚服。20 天为 1 个疗程。

【临床疗效】　此方加减治疗附性腺炎性精液不液化症 50 例，治愈（精液 30 分钟内完全液化或配偶受孕）34 例，有效（精液 30 分钟内大部分液化或液化时间较治疗前明显缩短）11 例，无效（精液 30 分钟内无液化或与治疗前比较无明显变化）5 例。

【病案举例】　史某，男，31 岁。结婚 3 年未育，夫妇同居性生活正常，女方妇科检查无异常。既往有前列腺炎病史。诊见：腰部不适，会阴坠胀，尿意不尽、终末滴白，口干，大便干结，舌质偏红、舌根苔微黄腻而干，脉濡数。外生殖器检查无异常。精液常规检查：精液量 3 mL，黏稠度（++），2 小时小部分液化，精子无法计数。白细胞 30 个/高倍视野，红细胞 6 个/

高倍视野。西医诊断为慢性前列腺炎、精液不液化症。中医辨证为湿热伤阴，痰瘀互结。治宜清利滋阴，融精化液。方用融精汤加大黄（后下）5 g，每天 1 剂。并嘱忌酒节欲，温水坐浴。服药 1 个疗程后，临床症状基本消失。原方去大黄，加炙鳖甲20 g，续服 1 个疗程。复查精液常规：黏稠度（＋），液化时间30 分钟，精子计数 60×10^9/L，活动率 0.60，活动力 Ⅰ～Ⅱ级，白细胞 2～3 个/高倍视野。1 个月后其妻已妊娠。

【验方来源】 曾汉东. 附性腺炎性精液不液化 50 例临床治疗观察［J］. 新中医，1996，28（10）：38.

按： 附性腺炎患者大多表现为湿热伤阴、痰瘀互结的症状和体征，也是造成精液不液化的根本原因。由于湿热蕴结下焦而伤及肾，阴液受其煎熬而耗损，精稠呈痰浊瘀滞之状而不能液化。治以清热利湿、滋阴降浊、活血化瘀、融精化液。融精汤中以黄柏、薏苡仁、萆薢、连翘清热解毒，利湿化浊；辅以牛膝、车前子导利湿热出前窍，配大黄泻毒逐邪出后窍；以生地黄、玄参滋肾阴，降虚火，且除湿热而不伤阴，滋肾阴而不留湿热；丹参、炮穿山甲（代）活血化瘀，浙贝母、牡蛎化痰散结，四药共用以消凝滞之稠精；淫羊藿补肾助阳，温化稠精，防寒凉之冰伏，取阳生阴长之意。现代药理研究证明，清热解毒利湿药具有明显的消炎、抗菌、利尿、解热作用；活血化瘀药能改善微循环；大黄具有广谱抗菌作用，并能促进肾上腺皮质激素分泌增加，有利机体感染后抗炎抗毒的应激反应；补肾药不仅能提高机体的免疫功能，并能增强网状内皮系统吞噬功能。因此，清利、活血、化痰、补肾药合用，一方面能解除前列腺管的梗阻，排除分泌物淤积，促进血运以利炎症吸收；另一方面，可促进液化物质的分泌增加，改善精液液化质量。此外，在服药治疗期间，应注意生活调理，节欲忌酒，少食辛辣刺激之品。且常用温水坐浴，保持阴部卫生，才能取得满意疗效。

温肾化瘀汤

【药物组成】 桃仁、红花、路路通、川牛膝、三棱、莪术、菟丝子、昆布、皂角刺、甘草各 10 g，水蛭 3 g，地龙 6 g，肉桂 7 g。

加减：若伴见尿道灼热疼痛者，加知母、黄柏、滑石各 10 g；尿血者，加茜草、大蓟、小蓟各 10 g，白茅根 30 g。

【适用病症】 前列腺增生症。临床表现为不同程度的小便频数，夜尿多，尿流不畅，尿急或排尿费力。

【用药方法】 每天 1 剂，水煎，取药液 500 mL，其中 400 mL 分早、晚服，余 100 mL 低位保留灌肠，另用神灯照射会阴部 20～30 分钟。

【临床疗效】 此方加减治疗前列腺增生症 48 例，显效（临床症状消失，B 超复查前列腺增生明显缩小）24 例，有效（临床症状减轻，B 超复查前列腺增生轻度缩小）20 例，无效（临床症状无改变）4 例。总有效率 92%。

【病案举例】 李某，男，70 岁。进行排尿困难 3 年，加重 15 天。诊见：小便不畅，尿有余沥，排尿时费力，伴见少腹胀满，腰酸困，舌质暗红、苔薄腻，脉滑。B 超检查：前列腺大小 4 cm×3.6 cm×3.5 cm，膀胱残余尿 80 mL。西医诊断：良性前列腺增生症（Ⅱ°）。中医诊断：癃闭。证属肾气亏虚，膀胱气化不利。气虚无以推动血液运行，血行不畅而致瘀，加之肺、脾、肾三脏虚弱，水饮内停，郁久成痰，痰瘀互结阻于尿道发为癃闭。治以温肾化瘀。方用温肾化瘀汤加乌药、黄芪 10 g，口服同时保留灌肠，并加神灯照射会阴部。服 7 剂后小便排出有力，排尿困难缓解；15 剂后排尿困难消失，夜尿 1～2 次。B 超复查：前列腺大小为 3.8 cm×3.4 cm×3.2 cm，膀胱残余尿为

10 mL。随访 3 个月未复发。

【验方来源】 马晓勇，陈丽君. 温肾化瘀法治疗前列腺增生 48 例 [J]. 陕西中医，2000，21（10）：442.

按：前列腺增生症属于中医学的癃闭范畴，病位主要在膀胱，涉及肺、脾、肾三脏。多由于老年肾之元气不足，膀胱气化无力，浊阴不降，加之肺、脾、肾三脏功能失调，水液停聚，久而成痰，痰瘀互结，积而成块，压迫尿道而致本病。据此，肾阳亏虚是本病发病基础，痰瘀互结是本病的病理产物，故以温肾化瘀法为主。温肾化瘀汤中的桃仁、红花、水蛭、三棱、莪术活血化瘀消积；川牛膝、路路通、地龙活血通络利尿；肉桂、菟丝子温肾化气利水；昆布、皂角刺化痰软坚散结；甘草调和诸药。诸药合用，可使膀胱气化有权，痰瘀消散而使压迫症状缓解。同时配合低位灌肠加神灯照射会阴部，可促进药物局部吸收，增强疗效。据现代药理研究证明，活血化瘀药能明显改变血液流变学，降低血浆黏度，加速血液循环，改善局部充血水肿，并可能具有使腺体软化和缩小的作用。由于本病多发生于老年人，建议 40 岁以上的男性可常服金匮肾气丸，或其他温补肾阳的药物，从而减少前列腺增生的发生。

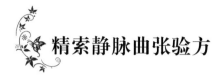

精索静脉曲张验方

补中益气汤合槐榆煎加减方

【药物组成】　黄芪、丹参各 30 g，升麻、柴胡各 3 g，槐花、桃仁、菟丝子、延胡索各 12 g，桑椹子 15 g。儿童减量50%。

加减：阴囊不适，疼痛明显者，加橘核、荔枝核、三棱、莪术；阴囊灼热者，加黄柏、栀子、茯苓、知母；伴精液不液化者，加白芥子、益母草、莱菔子；精子数目不足或密度偏低者，加蛇床子、山茱萸、沙苑子、女贞子；食欲不振，乏力，倦怠者，加党参、山药、茯苓、白术等。

【适应病症】　精索静脉曲张。临床表现为阴囊坠胀隐痛或灼痛不适，阴囊部可扪及曲张的静脉团，尤以久站、久行或疲劳时症状加重，部分患者可伴有生育障碍，儿童患者可无明显的自觉症状。

【用药方法】　每天 1 剂，水煎 2 次，分早、晚服。90 天为1 个疗程。

【临床疗效】　此方加减治疗精索静脉曲张 153 例，痊愈（阴囊下坠不适感消失，性功能障碍者有不同程度的改善，精液检查精子计数、数目、活动率、活动力及精液液化时间均达正常范围或配偶受孕）62 例，好转（阴囊下坠不适感明显减轻，已不影响正常工作与生活，精液检查主要指标已接近正常水平）86 例，无效（阴囊下坠感改善不明显，精液检查与治疗前无明显变化）5例。

【验方来源】 崔学教. 中西医结合治疗精索静脉曲张153例［J］. 新中医，2001，33（7）：34.

按：精索静脉曲张的临床表现有较大的差异性。一般以左侧或双侧阴囊下坠不适或坠胀，隐痛灼热，或阴囊下坠不适连腰，尤以久站、久行或疲劳时症状加重。部分患者发现双侧睾丸偏小或质地欠坚实，或精液异常等。治以助阳益气升提为主，佐以活血化瘀法，大多能缓解或解除症状。但对于症状严重，影响正常生活者宜行手术治疗。

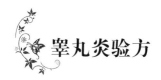

睾丸炎验方

土茯苓合橘核丸加减方

【药物组成】 橘核、荔枝核、川楝子、樟木各 15 g，昆布、海藻各 20 g，赤芍 12 g，木香 10 g，土茯苓 50 g，陈茶叶一撮（约 30 g）。

【适用病症】 睾丸炎。临床表现为一侧或两侧阴囊内红肿热痛，睾丸肿大，压痛明显。

【用药方法】 每天 1 剂，水煎 2 次，共取药液约 600 mL，分早、晚服。

【临床疗效】 此方治疗睾丸炎 22 例，均取得满意的疗效。

【病案举例】 王某，男，19 岁。左侧睾丸突然肿大如鸡蛋，局部红热灼痛，疼痛难忍，行走不便，夜不能寐，并伴寒热等全身不适，经西药抗炎治疗效果不显。检查：体温 39 ℃，左侧睾丸肿大如鸡蛋，灼热触痛。检查血白细胞计数 11×10^9/L，中性粒细胞 0.68。西医诊断：急性睾丸炎。方用土茯苓和橘核丸加减方加小茴香、延胡索（醋炒）各 10 g。服 5 剂后，症状明显好转，自觉疼痛基本消失，行走活动无不适感，睾丸肿胀已减，稍有触痛。守上方续服 3 剂以巩固疗效。

【验方来源】 张治国. 土茯苓治睾丸炎. 中医杂志［J］，2002，43（1）：14.

按：中医学认为，睾丸炎乃邪毒集聚，经路阻滞，气血凝结而成，随证用土茯苓合橘核丸加减方治之，收效甚佳。尤其方中的土茯苓性味苦、淡、平，归肝、胃经，主要功效为清热解毒，故以土茯苓、陈茶叶合橘核丸加减，不失为治疗急性睾丸炎较好的方剂。

土仙外敷方

【药物组成】　土茯苓、仙人掌2：1，鸡蛋清少许。

【适用病症】　睾丸炎。临床表现为一侧或两侧阴囊内红肿热痛，睾丸肿大，压痛明显，但无脓液。

【用药方法】　将土茯苓研碎，与仙人掌捣烂，加鸡蛋清混匀成膏状，外敷睾丸红肿部位，外用纱布固定，每天1～2次。3～7天为1个疗程。

【临床疗效】　此方外敷治疗睾丸炎26例，全部治愈（临床症状消失，附睾、睾丸大小正常，压痛消失）。

【病案举例】　段某，男，39岁。诊见：近2天来小腹坠胀，腹股沟热痛，随之左侧阴囊红肿，触之灼手，睾丸大如鹅蛋、质地硬、压痛明显；左侧精索增粗，有压痛；舌红、苔黄厚，脉滑数。曾注射青霉素2次，未见好转。检查：体温38℃，血白细胞计数16.4×10^9/L，中性粒细胞0.86。用土仙外敷方治疗2天后疼痛大减，阴囊红肿消退，体温降至37.8℃，触之睾丸质地变软，压痛缓解。继用3次后，双侧睾丸正常，压痛消失，体温正常，白细胞计数8.3×10^9/L，中性粒细胞0.62。随访1个月未见复发。

【验方来源】　刘新年. 土茯苓仙人掌外敷治疗急性睾丸炎［J］. 中医杂志，2001，42（11）：649.

按：睾丸炎是睾丸或附睾的急性感染性疾病，为男性泌尿系统多发病。本病属中医学子痈、疝痛范畴，乃厥阴经脉失其调达，湿毒蕴热积聚，疫毒侵袭，气血壅滞，经络阻隔而成。土仙外敷方中的土茯苓杀虫解毒，利湿避疫；仙人掌清热解毒，凉血散瘀；鸡蛋清轻爽透达，引经使药直达病所。诸药合用，共奏杀虫解毒、凉血散瘀止痛、清透热毒之效。

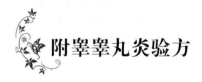

附睾睾丸炎验方

加减龙胆泻肝汤

【药物组成】 龙胆草 6 g，黄柏、栀子、木通、当归、牛膝、柴胡、甘草各 10 g，车前草 30 g，泽泻 15 g。

加减：痛甚者，加川楝子、延胡索；热重者，加金银花、蒲公英；肿块者，加三棱、莪术；阴囊积水者，加茯苓、大腹皮。

【适用病症】 附睾睾丸炎。临床表现为一侧或双侧睾丸肿痛，甚或阴囊皮肤红肿，伴恶寒发热，口苦纳呆，小便短赤，舌红、苔黄腻，脉滑数有力。

【用药方法】 每天 1 剂，水煎 2 次，分早、晚饭前服。治疗期间忌食辛辣厚味肥甘之品。服上方 3～7 剂，待病情平稳后续服龙胆泻肝丸 1 周左右。

【临床疗效】 此方加减治疗附睾睾丸炎 23 例，均获痊愈。

【验方来源】 陈富强. 龙胆泻肝汤加减治疗附睾睾丸炎 23 例 [J]. 浙江中医杂志，1999，（5）：197.

按： 附睾睾丸炎属中医学子痈范畴，多因湿热之邪下注，致气血壅滞，经络不畅，湿热壅结不化，热胜肉腐而成痈。本病与肝脏有密切关系，因肝脉循会阴，络阴器，故治疗可从肝辨治。加减龙胆泻肝汤中的龙胆草大苦大寒，凡肝肾有余之火，皆其所宜；黄柏、栀子清火燥湿；车前草、泽泻、木通清热利湿，使邪有出路；当归活血养血，祛邪扶正；牛膝、柴胡引药归经，直达病所；甘草调和诸药。诸药合用，共奏清热解毒利湿活血之功，用于治疗附睾睾丸炎有较好的疗效。

五味龙虎丹

【药物组成】 全蝎、蜈蚣、土鳖虫、血竭、三七各等份。

【适用病症】 附睾炎性硬结。临床表现为尿路感染后附睾形成瘢痕硬结。

【用药方法】 上药烘干研末，装胶囊，每粒 0.3 g。每次服 3 粒，每天 2 次。

【临床疗效】 此方治疗附睾炎性硬结 50 例，痊愈（附睾硬结服药后 1 个月内消失）34 例，好转（1 个月内硬结缩小，2 个月内消失）11 例，无效（治疗超过 3 个月，硬结未消失）5 例。总有效率 90%。

【病案举例】 戎某，男，43 岁。双侧附睾硬结 2 个月。患者曾因尿道刺痒、流液，排尿灼热感，经化验诊断为非淋菌性尿道炎，服用氧氟沙星半个月。2 个月前双侧附睾相继出现肿块，轻度坠胀。检查：双侧附睾头可扪及 1.5 cm × 1.5 cm 硬结、压痛，睾丸大小正常、质软，尿道口清洁，挤压无分泌物。尿常规检查无异常；B 超检查示：双侧附睾探及密度不均的低回声影。西医诊断：慢性附睾炎。服用五味龙虎丹 1 个月后，硬块变软；2 个月后消失。

【验方来源】 蔡国芳. 五味龙虎丹治疗附睾炎性硬结 50 例 [J]. 江苏中医药，2002，23（1）：27.

按：附睾炎是一种感染性炎症，可由细菌、支原体、衣原体等引起，各种年龄均可发生，尤其好发于 20 ~ 40 岁的青壮年。急性附睾炎如及时治疗，肿胀可很快消退，但大多数容易形成硬结。五味龙虎丹中的全蝎、蜈蚣解毒散结通络；土鳖虫、血竭、三七破血逐瘀。诸药合用，有化痰毒、散瘀血之功，用于附睾炎性硬结治疗，效果较好。

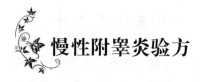

慢性附睾炎验方

四逆散加味方

【药物组成】 柴胡、枳实、荔枝核、橘核、郁金、桃仁各 10 g，白芍、浙贝母各 15 g，炙甘草 6 g，蒲公英 20 g。

加减：疼痛明显以气滞为主者，加川楝子、延胡索；以血瘀为主者，加乳香、没药；热毒重者，加败酱草、白花蛇舌草；湿重者，加薏苡仁、土茯苓；附睾硬肿消退缓慢者，加玄参、牡蛎；肾阳虚者，加仙茅、淫羊藿；肾阴虚者，加女贞子、旱莲草；若偏寒凝经脉者，去蒲公英，加吴茱萸、肉桂、小茴香。

【适用病症】 慢性附睾炎。

【用药方法】 每天 1 剂，水煎 2 次，分早、晚服。20 天为 1 个疗程，疗程间隔 10 天，一般治疗 1～3 个疗程。治疗期间忌饮酒及过冷、过辣食物。

【临床疗效】 此方加减治疗慢性附睾炎 32 例，痊愈（临床症状消失，附睾基本恢复正常、无压痛）25 例，好转（临床症状减轻，附睾肿胀稍减，压痛减轻）7 例。总有效率 100%。

【验方来源】 蒋政余. 四逆散加味治疗慢性附睾炎 32 例 [J]. 湖南中医杂志，2001，7（2）：29.

按：慢性附睾炎是男科病中比较常见的疾病之一。常因纵欲过度、不洁性交、淋证失治、性压抑、驾车劳累、嗜烟酗酒等，导致肝经气郁血滞、湿热或湿浊结聚成痰，阻塞经络，治以疏肝解郁为主。四逆散加味方中的柴胡、白芍疏肝柔肝，宣畅气机；

枳实、荔枝核、橘核、浙贝母行气化痰散结；郁金、桃仁开郁化
瘀通络；蒲公英解毒消肿；炙甘草缓急和中。诸药合用，共奏疏
肝解郁、化痰散结、化瘀解毒之功效，用于治疗慢性附睾炎可获
满意疗效。

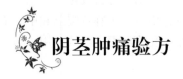

阴茎肿痛验方

二 子 糊

【药物组成】 车前子、土茯苓、青葙子各 50 g，龙胆草 20 g。

【适用病症】 阴茎肿痛。临床表现为阴茎肿痛及龟头、包皮红肿明亮。

【用药方法】 上药共研细末，加少量鸡蛋清调匀成糊状敷于患处，用消毒纱块固定，每天换药 1 次，一般 3～7 天后症状消失。

【临床疗效】 此方外敷治疗阴茎肿痛，疗效颇好。

【病案举例】 刘某，男，40 岁。近 3 天来少腹坠胀，时有疼痛和灼热感，后出现阴茎肿痛、灼热。曾静脉滴注青霉素 3 天，未见好转。检查：体温 39 ℃，血常规示白细胞计数 16.8 × 10^9/L，其中中性粒细胞 0.90。诊见：舌红、苔黄厚腻，脉滑数。证属湿热下注，治以清热利湿解毒。用二子糊研末敷于患处，第 2 天疼痛减轻。继用上法，疼痛大减，红肿消退，体温 37 ℃。连用 5 天，症状消失，体温正常。检查血白细胞计数 6 × 10^9/L，中性粒细胞 0.72。随访 1 个月未见复发。

【验方来源】 史巧玲. 外治法治疗阴茎肿痛 [J]. 新中医，2002，34 (5)：46.

按：阴茎为厥阴肝经所过，若湿热下注，可引起阴茎肿痛，治以清热利湿解毒。二子糊方中的车前子、青葙子、龙胆草皆为肝经之药，具有清热利湿泻火之功；土茯苓亦归肝经，有利湿解毒、除湿通络功效；鸡蛋清轻爽透达，能引药直达病所。诸药合用，共奏清热利湿、解毒凉血之功，故用于治疗阴茎肿痛疗效满意。

二子外洗方

【药物组成】　车前子、青葙子各 50 g。

【适用病症】　小儿阴茎肿痛。临床表现为阴茎红肿疼痛、龟头及包皮红肿明亮。

【用药方法】　每天 1 剂，水煎去渣，待药液适温后，用软净纱布或消毒脱脂棉蘸药水频洗患处，不拘次数。

【临床疗效】　此方外洗治疗小儿阴茎肿痛，一般用药当天即可见效，2～3 天可愈。严重者，亦可配用消炎止痛药。

【验方来源】　张心夷. 车前子外用治疗小儿阴茎肿痛[J]. 中医杂志，1998，39（11）：647.

按：小儿阴茎肿痛，若见阴茎红肿疼痛、龟头及包皮红肿明亮，治以清肝解毒利湿，单用车前子外洗即有效，配青葙子效果更佳。因车前子、青葙子皆为肝经之药，而阴茎为厥阴肝经所环绕，用此方水煎外洗，可化内服泻肝之品为外用解毒之药，故用此方治疗多种原因所致的小儿阴茎红肿疼痛，疗效可靠。但溃破者不宜用此法，应结合一般外科处理。

阴茎硬结症验方

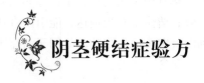

参芪归芍散结汤

【药物组成】 黄芪 15 g，党参、补骨脂、桑椹子、枸杞子各 12 g，当归、牛膝、赤芍、陈皮、香附、甘草各 10 g，柴胡、茯苓、川芎、荔枝核、枳实、紫苏梗各 9 g。

【适用病症】 阴茎硬结症（阴茎纤维性海绵体炎）。临床表现为中年以上（40～50 岁）阴茎出现慢性进行性局限结节状或条索状硬结，阴茎松弛时无症状，勃起时有弯曲及疼痛。阴茎海绵体可触及固定的结节，可伴有触痛。

【用药方法】 每天 1 剂，水煎 2 次，分早、晚服。

【临床疗效】 此方治疗阴茎硬结症（阴茎纤维性海绵体炎）18 例，治愈（阴茎硬结及弯曲消失，经 B 超检查局部密度增强消失）8 例，好转（阴茎硬结减小，弯曲改善，经 B 超检查局部密度增强较前好转）4 例，无效（治疗前后无明显改变）6例。

【验方来源】 王忠，刘本春，陈波，等. 中药治疗阴茎硬结症 18 例 [J]. 中医杂志，2003，44（1）：51.

按： 中医学认为，阴茎硬结症多由外伤阴器，血瘀宗筋，致脉络不畅，聚而成结，或肝肾不足，感受寒湿入于厥阴之络，或脾虚生痰，痰浊凝聚宗筋也可成结。临床观察，慢性尿道炎、阴茎损伤或阴茎手术，或频繁性交、手淫等可能成为本病的诱发因素。根据本病多有血瘀且发病者多为中老年人，常有肝肾不足、脾胃虚弱等特点，治以活血化瘀、滋补肝肾、行气化湿、化痰散结为主。参芪归芍散结汤中的川芎、牛膝、当归、赤芍等活血化瘀；柴胡、香附、枳实、荔枝核、陈皮、紫苏梗健脾行气化湿化痰；黄芪、茯苓、党参、桑椹子、补骨脂、枸杞子补气健脾，滋补肝肾；甘草调和诸药。本方用于治疗阴茎硬结症有较好的疗效，尤其对病程短而硬结未钙化者效果为佳。

阴茎固定性药疹验方

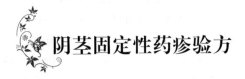

黄虎马皮煎剂

【药物组成】　黄连 20 g，虎杖、马齿苋、牡丹皮各 30 g。

【适用病症】　阴茎固定性药疹。

【用药方法】　每天 1 剂，将药放入煎药容器内，加水 400 mL，浸泡 30 分钟以上，煮沸后文火煎至 200 mL，凉后备用。取 1 次性饮水杯，倒入备用药液 100 mL；将阴茎包皮翻上，使皮损完全暴露，用生理盐水清理后，放入药液中浸泡 20 分钟，每天 2 次，共治疗 20 天。

【临床疗效】　此方外用治疗阴茎固定性药疹 52 例，治愈（皮疹消退，临床体征消失）36 例，好转（皮疹和临床体征消退 30% 以上）13 例，未愈（皮疹及体征未缓解，甚至加重）3 例。总有效率 94.2%。

【验方来源】　姜燕生，周垒. 中药煎剂浸泡治疗阴茎固定性药疹 90 例临床观察 [J]. 北京中医杂志，2003，22（2）：29.

按：固定性药疹是药疹中较常见的一种疹型，而发生在阴茎部位的固定性药疹常出现糜烂、渗出等症状，给患者带来生活上的不便和精神上的痛苦。黄虎马皮煎剂中的黄连苦味性寒，清热燥湿，泻火解毒，并有广谱抗菌的作用，其中对金黄色葡萄球菌的抑制作用最为突出；虎杖苦味性凉，清热利湿解毒，其煎剂在体外对金黄色葡萄球菌、白色葡萄球菌、溶血性链球菌、卡他球菌、大肠杆菌、变形杆菌、绿脓杆菌等均有抑制作用；牡丹皮性寒，清热凉血，其煎剂在体外对金黄色葡萄球菌、链球菌等有抑制作用；马齿苋性寒，清热利湿，凉血解毒。诸药合用，共奏清热利湿、凉血解毒之功，又能发挥抗过敏、消炎杀菌、减少渗出、加速愈合的作用，用于治疗阴茎固定性药疹，获得较好的疗效。

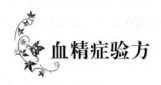

血精症验方

二六蒲紫汤

【药物组成】 女贞子、泽泻各 12 g，旱莲草、生地黄各 30 g，炒蒲黄、滑石、紫草、山茱萸、地龙、藕节炭各 15 g，山药 20 g，三七 6 g。

加减：肉眼血精色鲜红、排尿不适、少腹坠胀、隐痛较显、舌苔黄、脉滑或弦等湿热偏重者，酌加黄柏、炒栀子、木通、琥珀（冲服）；兼有潮热盗汗、自汗、心烦寐差、舌质红少苔、脉细或细数等阴虚偏重者，酌加阿胶、炙龟板、仙鹤草、牡丹皮等；血色淡、头晕倦怠、腰酸、性欲冷淡或减退，或勃起障碍，或早泄等性功能障碍，舌质淡、脉细弱等脾肝肾虚者，酌加芡实、莲子、牡蛎、黄芪、乌药、菟丝子、枸杞子等；会阴、少腹或射精疼痛等瘀热较重者，加荔枝核、露蜂房、炮穿山甲（代）、白花蛇舌草等。

【适用病症】 血精症。临床表现为肉眼可见精液混有血液，伴有头晕无力，腰酸，或有少腹隐痛、坠胀感，或排尿不适，或性欲减退、性冷淡、早泄、勃起障碍等。精液常规检查：镜下红细胞 >（＋＋）。

【用药方法】 每天 1 剂，水煎取药液 500 mL，分早、晚饭后服。14 天为 1 个疗程，治疗 2 个疗程。治疗期间慎房事，每周不超过 1 次，宜清淡饮食。

【临床疗效】 此方加减治疗血精症 34 例，临床痊愈（肉眼及镜检血精消失，临床症状、体征消失，半年以上无复发）25 例，有效［肉眼血精消失，镜检红细胞不超过（＋），临床症状显著改善，或治疗半年内血精曾复发，但重复用药仍然有效］7 例，无效（血精等症状无变化或加重）2 例。总有效率94.1%。

【验方来源】　吴锦发. 二六蒲紫汤治疗血精 34 例［J］.中医杂志，2002，43（7）：516.

按：二六蒲紫汤中的生地黄、山茱萸、山药、女贞子、旱莲草滋肾清热；蒲黄、紫草、三七、藕节炭化瘀积，通精室；地龙、滑石、泽泻导精浊，清精室。尤其紫草味苦性寒，既清热凉血，又可活血止血。据现代药理研究证明，紫草成分含类维生素 K，尚有抗垂体促性腺激素、绒毛膜促性腺激素的作用，可减轻精囊、前列腺的炎性充血。地龙味咸、性寒，下行入膀胱经，可清下焦湿热，又走血分，通瘀滞。诸药合用，滋肾清热，化瘀积，导精浊，用于治疗血精症，获得较好的疗效。

十子毓麟丹加减方

【药物组成】　枸杞子、莲子、生地黄、山药、白茅根各20 g，金樱子、楮实子、生白芍、旱莲草、茯苓各 15 g，菟丝子、牡丹皮、炒知母、炒黄柏各 10 g。

【适用病症】　血精症。

【用药方法】　每天 1 剂，水煎服。

【临床疗效】　此方治疗血精症，疗效佳。

【病案举例】　薛某，男，25 岁。诊见：房事射精色红 1 年余，近 2 个月症状加重，伴见眩晕口干，烦躁盗汗，大便干，小便黄，小腹胀痛，腰膝酸软，言怯神疲，舌红、苔薄黄，脉细数。此为气阴两虚，龙火难潜，扰动精室血络所致。方选十子毓麟丹加减方，5 剂。并嘱患者忌食辛辣。服药后诸症状略减轻。续服 5 剂后，房事即未见血精，遂以原方加怀牛膝、泽泻各 10 g，五味子 5 g，以 10 剂量制成蜜丸，每次 10 g，每天 3 次，空腹服。3 个月后复诊，血精未复发。上方去白茅根，加沙苑子 10 g，仍以 10 剂量制成蜜丸继续服，以巩固疗效。3 个月后，其妻已妊娠。

【验方来源】　承荷清，马继松．承忠委运用十子毓麟丹治男性病经验［J］．辽宁中医杂志，1996，23（2）：56．

按：血精症的病因病机多见火热逼迫，正虚不摄及瘀血阻滞，但肾之气阴两虚，相火内动，扰动精室血络常见。十子毓麟丹加减方中用枸杞子、莲子、金樱子、楮实子、菟丝子等合生地黄、山药、生白芍补益肾之气阴；炒知母、炒黄柏、茯苓清泄肾经湿热而宁相火；炒白茅根、牡丹皮、旱莲草凉血止血。诸药合用，共奏补益气阴、清泄湿热、凉血止血之功，用于治疗血精症获效较佳。

血　精　方

【药物组成】　黄芪 120 g，炮姜 3 g，车前子（酒炒）、黄柏各 12 g，熟地黄 30 g，炮穿山甲（代）（打碎）、荆芥炭各 10 g，蒲黄 9 g，山茱萸、王不留行、甘草各 15 g。

加减：湿热重者，加蒲公英；气滞血瘀者，加血府逐瘀汤；服药后精液变淡者，黄芪、甘草减量。

【适用病症】　血精症。

【用药方法】　每天 1 剂，水煎服。

【临床疗效】　此方加减治疗血精症，疗效满意。

【病案举例】　张某，男，63 岁。近 2 年来每当行房则见精液呈棕红色或紫暗色，混有鲜红血丝，伴小便赤涩，阴茎疼痛，舌紫暗边有齿印、苔黄腻，脉涩。用血精方加蒲公英合血府逐瘀汤加减，服3剂后行房见精液变淡。守方黄芪减量至30 g，甘草减量至5 g，续进14剂后停药，精液如常。随访2年未见复发。

【验方来源】 朱启堂. 血精方治疗老年人血精症〔J〕. 新中医，2001，33（5）：43.

按：血精症多见于精囊炎，常与前列腺炎或前列腺增生并发。中医学认为，老年人多因脾肾气虚，瘀血败精阻滞伤络所致。血精方中用大剂量黄芪、甘草补气；熟地黄、山茱萸补精，精气旺则血脉流通；黄柏为引，直入精囊之中；车前子引败精出外；炮姜止血；炮穿山甲（代）、王不留行、蒲黄等通经活络祛瘀，凉血散血止血。现代药理研究表明，黄芪、黄柏、蒲公英、炮穿山甲（代）等药有较好的抗菌消炎作用和解除前列腺纤维增生作用。故本方用于治疗血精症有较好的疗效。

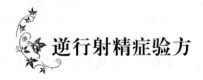

逆行射精症验方

加味麻黄连翘赤小豆汤

【药物组成】 麻黄、甘草各 6 g，连翘 18 g，赤小豆 30 g，生姜、杏仁各 10 g，大枣 10 枚，桑白皮、王不留行、露蜂房各 12 g。

加减：湿热证候较重，小便黄赤、涩痛，大便臭秽，舌苔厚腻者，重用连翘、赤小豆、生姜；病程较长，舌质紫暗，射精后小腹有隐痛感者，重用赤小豆、王不留行；有支原体、衣原体感染或抗精子抗体阳性者，重用连翘、桑白皮、甘草。治疗期间忌食辛辣刺激及酒类。

【适用病症】 逆行射精症。临床表现为射精后在尿液中可检查到果糖和精子，且尿常规检查发现异常，或合并前列腺炎。

【用药方法】 每天 1 剂，水煎服。10 天为 1 个疗程，一般治疗 3 个疗程。

【临床疗效】 此方加减治疗逆行射精 87 例，痊愈（临床症状消失，恢复正常的射精功能，尿液检查无果糖和精子，尿常规正常，停药 2 周无复发）56 例，有效（临床症状基本消失，基本恢复正常的射精功能，偶尔在尿液中检查到果糖和精子，尿常规正常）25 例，无效（达不到上述 2 项标准）6 例。总有效率 93.1%。

【病案举例】 张某，男，28 岁。因射精后小腹不适来诊。结婚初期射精功能正常，3 个月后感觉射精明显减少，继后几乎无精液自尿道口射出，自觉小便赤涩，小腹轻度坠胀感，性欲正常，伴口苦，咽干，舌苔略厚。性生活后检查尿液有大量精子和果糖。前列腺液检查有大量白细胞。检查解脲支原体阳性，血清抗精子抗体阳性。以加味麻黄连翘赤小豆汤重用连翘、赤小豆、生姜。5剂。治疗后小便赤涩感明显好转。续进5剂后诸症状基本消失，性交已有精液射出。再进5剂后，射精功能恢复正常。

【验方来源】 王忠民.麻黄连翘赤小豆汤治疗逆行射精87例［J］.新中医，2001，33（1）：55.

按： 逆行射精有功能性和器质性两种。功能性逆行射精多由感染因素或精神因素所致。性生活时不注意卫生，或性生活过频，或忍精不射，或性伴侣过多等均可引起生殖系统感染。由于射精时人为挤压阴茎根部，强迫精液不能射出，往往导致处于应该关闭的膀胱括约肌功能失常，若同时存在感染因素，很容易形成功能性逆行射精。加味麻黄连翘赤小豆汤能清利下焦湿热，治疗泌尿系统感染，从整体上缓解病情。方中麻黄据现代药理研究证实，具有兴奋中枢神经系统、松弛平滑肌、兴奋膀胱肌的作用，对加强正常的射精功能有益；连翘、桑白皮、赤小豆具有清热利湿消炎的作用；杏仁苦温开泄，能散发郁滞；王不留行、露蜂房可辅助麻黄增强正常的射精功能；生姜、大枣辛甘化阳，开脾阳而除内湿。诸药合用，清利湿热而不过凉，辛散温宣而不过燥，通利精窍而不过泄，湿热得以分消，阴阳趋于平衡，精液恢复正常通道。

柴胡郁金疏肝益肾汤

【药物组成】 柴胡、郁金各12 g，木通、山茱萸各10 g，王不留行25 g，白芍20 g，肉苁蓉18 g，石菖蒲6 g，甘草5 g。

加减：阴虚少精者，加黄精、旱莲草各15 g；阳虚者，加淫羊藿 18 g。

【适用病症】　逆行射精症。临床表现为正常性交时有射精动作与感觉，但无精液自尿道口排出，经尿液检查有大量精子，不伴有器质性病变。

【用药方法】　每天 1 剂，水煎服。并配合针刺疗法，选用太冲、三阴交、次髎、太溪、委中、秩边等穴，视患者虚实情况行补泻或平补平泻手法，留针 20 分钟，每天 1 次。15 天为 1 个疗程，治疗 2 个疗程。

【临床疗效】　此方加减配合针刺治疗逆行射精症 25 例，治愈（治疗后连续 2 次性交均有精液自尿道口射出，精液检查有大量精子）17 例，无效（治疗后仍然逆行射精）8 例。

【病案举例】　李某，男，35 岁。结婚同居 8 年不育。患者 8 年前结婚，2 年后发现不育（无精子）。诊见：表情忧郁，失眠多梦，腰腿酸痛，舌淡红、少苔，脉弦数。每次射出精液量少，后排出浑浊尿液。精液检查：精液量少、无精子。尿常规检查：有大量活动精子。西医诊断：功能性逆行射精。治以疏肝益肾、祛瘀通精为主。方用柴胡郁金疏肝益肾汤加杜仲 15 g，并针刺次髎、太溪、委中，补三阴交，泻太冲。治疗 15 天。第 20 天复查精液常规：精液量 2.5 mL，45 分钟后完全液化，pH7.2，精子活动率43%、活动力Ⅱ级，精子计数为 45×10^9/L。后其妻妊娠足月顺产。

【验方来源】　肖远辉. 针刺配合中药治疗功能性逆行射精 25 例疗效观察 [J]. 新中医，2001，33（3）：48.

按：逆行射精症是造成男性不育的原因之一。中医学认为，肾精气充足，阴阳协调则精液正常排泄于体外。若肾气不足，阴阳失调则司职无权，精液当泄不泄而逆射；或由于瘀血、湿热、痰浊等阻滞精路，使精液不能沿正常通路排泄，也可导致逆行射精。此外，本病与情志亦有较密切关系，若情志不畅，肝气郁结，肝失疏泄，气机不利，也可导致精泄异常而逆行射精。故治以疏肝益肾、祛瘀通络为主，柴胡郁金疏肝益肾汤中的柴胡、白芍、郁金疏肝解郁，条达气机；木通、石菖蒲疏通精道；王不留行活血化瘀；山茱萸、肉苁蓉滋肾益水养肝；甘草调和诸药。配合针刺太冲穴和肝理气，三阴交穴、太溪穴益肾养肝，秩边穴、次髎穴行气活血，疏通精道。两法共用，相辅相成，共奏疏肝益肾、祛瘀通精之效，用于治疗功能性逆行射精症，可取得较好疗效。

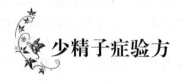

少精子症验方

十子育精丹

【药物组成】 熟地黄、山茱萸、山药、何首乌、牡丹皮、菟丝子、枸杞子、五味子、车前子、淫羊藿、沙苑子、女贞子、覆盆子、蛇床子、肉桂、蛤蚧、韭菜子、补骨脂、鹿衔草、杜仲、鹿茸、桑椹子、茯苓、巴戟天、肉苁蓉、水蛭、砂仁、小茴香、地龙、细辛、紫河车、人参、鹿角胶。（原方无药量）

【适用病症】 特发性少精子症。

【用药方法】 上药共研细末，水泛为丸。每次服 20 g，每天 3 次。3 个月为 1 个疗程，连续服用 2 个疗程。

【临床疗效】 此方加减治疗特发性少精子症 156 例，治愈 84 例，有效 60 例，无效 12 例。总有效率 92.3%。

【验方来源】 岳嵘，颜昭松. 十子育精丹治疗特发性少精子症 156 例［J］. 江苏中医药，2002，23（8）：24.

按：特发性少精子症是排除因生殖道感染、精索静脉曲张、隐睾、内分泌疾病、免疫因素、各种干扰睾丸生精的理化因素及染色体异常等原因引起的精子生成数量减少的少精子症的一种，属中医学精少、精冷、精清范畴。多为先天肾气不充或后天耗伐太过，或后天脾胃不健，水谷之精气不足，气血化生亏乏，不能充养先天之肾气，造成肾精生化无源。故肾气不足，肾精亏虚及心脾两虚，气血不充，精失所养是发生少精子的主要病理机制，治以补肾阳、滋肾阴、益督任、填精宫为治法。十子育精丹以金匮肾气丸补肾阳为基础，合巴戟天、肉苁蓉、杜仲、鹿衔草、淫羊藿、何首乌补助元阳，调补肾阴，鼓动生殖；以五子衍宗丸合沙苑子、女贞子、蛇床子、韭菜子、补骨脂、桑椹子、小茴香为辅，助阳益阴，填补精室；以紫河车、鹿茸、鹿角胶、蛤蚧等血肉有情之品滋补督任，温壮肾阳，填益精血；人参补脾益气，助生化之源；佐砂仁和脾胃、温肾下气；水蛭、地龙祛瘀生新，补中有通；细辛引诸药入肾，温通经脉。诸药合用，阴阳双补，补中有通，标本兼顾，所以能有效地改善睾丸生精功能，达到治疗目的。

生 精 散

【药物组成】 制何首乌 100 g，菟丝子、鹿角胶、枸杞子、山药、太子参、覆盆子各 60 g，海马 20 条。

【适用病症】 男性少精症。

【用药方法】 将上药共研细末，每次取 10 g 用开水冲服，每天 2 次，分早、晚服。1 个月为 1 个疗程。治疗期间减少性生活次数。

【临床疗效】 此方治疗男性少精症 15 例，精液常规化验检查，精子成活率达 60% 以上者 6 例；另外 9 例服药 2 个疗程，精液常规化验检查，精子成活率达 70% 以上。

【病案举例】 段某，男，30 岁。婚后 3 年未育。自述同房后常觉体力不支，平素腰膝酸软，神疲乏力，夜梦较多。曾经泌尿科检查生殖器正常。精液常规化验示：精液灰白色，量约 1.5 mL，液化时间 20 分钟，黏稠度 I 级，pH 8.0，精子活动率 30%，精子活动力较差，精子计数 10×10^9/L。用生精散治疗 1 个疗程后，症状明显改善，精液常规复查：精液灰白色，量约 2 mL，黏稠度 I 级，液化时间 30 分钟，pH 7.5，精子活动率

68%，精子活动力尚好，精子计数 20×10^9/L。继续服用 1 个疗程，巩固疗效。半年后其妻已怀孕。

【验方来源】 马翠萍. 生精散治疗男性少精症 15 例小结[J]. 甘肃中医，2003，16（5）：49.

按：中医学认为，肾藏精，主生殖，肾虚则无以化精，故精少不育。生精散中的鹿角胶、海马补肾阳，益精血；菟丝子、枸杞子、覆盆子、制何首乌补肾精；太子参、山药健脾益气。全方药性平和，不腻不燥，取其脾肾同治、精血并补的原则，使肾气旺盛，真阴充足，用于治疗男性少精症，疗效较佳。

生 精 丹

【药物组成】 紫河车 30 g，山药 250 g，枸杞子、淫羊藿、巴戟天、藁本各 120 g，菟丝子、覆盆子各 60 g，蛤蚧 50 g。

【适用病症】 少精及弱精症。

【用药方法】 上药研细过筛，炼蜜为丸，每次服 9 g，每天 2 次。连用 3 个月。并配合西药促性素等治疗。一般治疗 3～6 个月。

【临床疗效】 此方治疗少精及弱精症 80 例，痊愈（精液常规检查各项指标大致正常）44 例（其中 30 例配偶怀孕），有效（精液常规检查，精子数目及活动力有明显提高）30 例，无效（精液常规检查各项指标无明显改善）6 例。总有效率92.5%。

【验方来源】 王旭初，马景兰，王国华，等. 中西医结合治疗少精及弱精症［J］. 中医药研究，2001，17（2）：29.

按：少精及弱精症是男性不育症的病因之一。因肾藏精，主生殖。肾气不足则生精功能低下，故精子数少、活动力差。治当以补肾填精、固本培元为主。生精丹中的紫河车补肾精而益气血，配以山药、枸杞子、菟丝子补肾益气填精；淫羊藿、巴戟天、覆盆子、蛤蚧温肾壮阳固本止泄；藁本引药入肝经。诸药合用，共奏温阳益气、填精益髓、温肾固本之功效，用于治疗少精及弱精症，获效较佳。

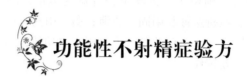

功能性不射精症验方

赤雄通阳汤

【药物组成】 淫羊藿（羊油炙）40 g，蛇床子 15 g，蜈蚣（酒制）3 条，路路通、石菖蒲各 10 g，穿破石 30 g，急性子（油炸）1 g。

加减：湿热蕴结型，加白豆蔻、杏仁、薏苡仁、龙胆草、徐长卿、木通；阴虚火旺型，加炙龟板、知母、黄柏、生地黄、泽泻、牡丹皮，另加青盐少许；肾阳虚衰型，加赞育丹。

【适用病症】 功能性不射精症，证属瘀血阻滞型。临床表现为性交不射精，无性高潮，少腹及阴茎根部隐痛，睾丸部坠胀，舌晦暗红、苔薄白，舌下络脉曲张，脉沉弦或沉涩。

【用药方法】 每天 1 剂，水煎 2 次，将 2 次药液混匀，分早、晚在半饥半饱时温服。2 周为 1 个疗程。

【临床疗效】 此方加减治疗功能性不射精症 132 例，显效（性生活达到性高潮或有性快感，精液自尿道射出）108 例，有效（性交虽能射精，但量少，快感差）15 例，无效（临床症状未改善）9 例。显效率 81.81%，总有效率 93.18%。显效 108 例中，经随访 3 月未见复发，1 年后已有 65 例生育。

【病案举例】 吴某，男，33 岁，已婚。婚后 4 年不育，性交不射精。经中西药治疗未见效果。诊见：房事时间达 1 小时以上仍不射精，无性高潮，常被迫中止房事，事后少腹胀痛不舒，阴茎根部隐痛，舌红、苔白，舌下络脉曲张，脉沉弦。性交后排

尿作尿液检查未发现精子。诊断为不射精症。中医辨证属气机不
畅，气滞血瘀，瘀阻精窍。治宜化瘀通窍，畅达气机。连服赤雄
通阳汤原方 14 剂，诸症状消失，性生活正常。精液常规检查示：
精液量 4 mL，液化时间 30 分钟，活动率 0.75，活动力Ⅲ级，精
子数 120×10^9/L。1 年后其妻分娩一男婴。

【验方来源】 林友群. 赤雄通阳汤治疗功能性不射精症
132 例疗效观察 [J]. 新中医，2003，35（9）：16.

按：功能性不射精症是男性性功能障碍中较为复杂的病症，
也是引起男性不育症的主要原因之一。本病属于中医学精闭、精
瘀范畴。其病机为精窍瘀滞，精不射出，多因久不泄精，气机阻
滞，精瘀阻窍，开合不利所致。赤雄通阳汤中的淫羊藿补肾壮
阳，蛇床子温肾助阳，二药合用，益阳气，司开合，达到调节性
兴奋的作用；蜈蚣，《医学衷中参西录》谓其"走窜之力最速
……凡气血凝集之处皆能开之"，合穿破石、路路通活血通络，
化瘀开窍；石菖蒲利九窍；急性子药性急速，具通窍之力。诸药
合用，通补兼施，共奏兴阳化瘀通窍之功。精窍通利，精自能
泄，从而促进和提高射精功能，用于治疗功能性不射精症有较好
的疗效。使用本方当中病则止，否则恐伤其正。

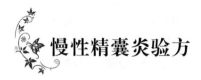

慢性精囊炎验方

滋阴清热益气活血汤

【药物组成】 知母、生地黄、牡丹皮、炒栀子、地榆、蒲黄炭各 10 g，黄芪 30 g，赤芍、茜草各 15 g，三七末（冲服）3 g，黄连 5 g。

加减：排尿时灼热不适或尿急、尿频，精液中白细胞较多者，加半枝莲 3 0 g，龙胆草 10 g；兼腰骶酸痛、性欲减退者，加淫羊藿 15 g，杜仲、枸杞子各 10 g；下腹、睾丸、会阴胀痛不适者，加乳香、没药各 6 g，延胡索 15 g。

【适用病症】 慢性精囊炎。临床表现为反复发作射精时排出血精，可伴有射精痛、性功能减退，或下腹部、会阴和两侧腹股沟胀痛不适，或尿急、尿频，或血尿。直肠指检示：前列腺上缘两侧有触痛，精囊肿大。精液常规检查示：精液中有大量红细胞及白细胞。B 超检查示：精囊肿大或囊壁毛糙，囊内透声差。精液病原体培养可找到细菌或微生物。

【用药方法】 每天 1 剂，水煎 2 次，分早、晚服。10 天为1 个疗程，一般连用 2 ~ 3 个疗程。治疗期间忌辛辣、酒醇，第1 个疗程禁房事，以后亦当节制。若精液培养有致病病原体，根据药敏选加抗生素一种或两种，静脉滴注或肌内注射。

【临床疗效】 此方加减治疗慢性精囊炎 37 例，临床治愈（血精消失，精液常规检查正常，培养无致病病原体，随访半年无复发）19 例，好转（血精消失，精液常规检查、培养正常，但半年内血精症状复发）13 例，无效（临床症状改善不明显，精液常规检查仍有红细胞及白细胞，精液培养仍有致病病原体）5 例。总有效率 86.5%。

【验方来源】　吴伯聪. 滋阴清热益气活血法治疗慢性精囊炎 37 例［J］. 山东中医杂志，2003，22（9）：541.

按：慢性精囊炎临床表现以血精为特点，属于中医学血精范畴。其病理变化为精囊腺体组织的炎性细胞浸润，腺体充血，腺体中纤维组织增生变性，造成病程长，缠绵难愈，血精反复发作。中医学认为，肾气虚弱则统摄不能，阴虚火炎则血络损伤，故精血俱出；热入精室，迫血妄行，排精带血；瘀血内阻，血行不畅，血溢脉外，射精夹血。治以滋肾清热，益气活血。滋阴清热益气活血汤中的赤芍、茜草、蒲黄炭、地榆、三七末既能活血凉血，又能止血不留瘀，对消除血精起到很大作用，而且活血祛瘀药物能改变血液流变状态，改善微循环，促进血行，改善组织营养，同时具有抗感染、消炎作用；黄连、炒栀子清热燥湿、泻火解毒，有很强杀灭病原体、消除炎症的功效；知母、生地黄、牡丹皮滋阴，泻热，凉血，消除虚火，使受伤血络愈合，血精自止；重用黄芪补气生血，托毒排脓，提高机体的免疫力和增强白细胞的吞噬功能。诸药合用，使肾阴充足，虚火自灭，邪热消除，精室络脉平和，精囊腺体局部血流灌注增加，长期充血得以改善，纤维组织软化，炎症分泌物得以排泄，病原体渐被杀灭，慢性炎症逐渐消退，血精消除。

慢性精囊炎血精症状控制相对比较容易，但复发率较高，而且较多合并后尿道炎、前列腺炎。因此，在治疗精囊炎的同时，彻底治愈后尿道炎和前列腺炎是非常重要的。此外，治疗用药期间，需指导患者注意生活调摄，饮食上不宜多饮酒、嗜辛辣，以免助湿生热；在血精未控制时，需禁止性生活，减少性刺激和性冲动，还要避免长时间久坐不动，以免加重局部气滞血瘀。

龙　仙　汤

【药物组成】　　鱼腥草、仙鹤草、地龙、蒲公英、牛膝各30 g，知母、黄柏、川楝子各15 g，覆盆子20 g，猪肾1个。

加减：若病程长，伴有肾阴虚者，加生地黄、何首乌、山茱萸；若精液夹血较多者，加旱莲草、三七末。

【适用病症】　　慢性精囊炎。临床表现为肉眼血性精液，伴有慢性前列腺炎。直肠指检可摸到精囊增大、变硬，并有压痛，按摩液呈血性精液或血性前列腺液。

【用药方法】　　每天1剂，先用冷水浸泡40分钟，煮沸后用文火再煎20～30分钟，将药液倒出备用；猪肾用刀切开，去筋膜，以椒盐淹去腥水洗净，切成片，用上述备用药液煮3分钟，稍冷后连猪肾和药液一起服用。30天为1个疗程，一般治疗1～3个疗程。

【临床疗效】　　此方加减治疗慢性精囊炎24例，治愈（治疗后血性精液消失，按摩液无出血现象）12例，显效（治疗后血性精液消失，按摩液仍有少量出血现象）9例，无效（治疗后症状无明显改善）3例。

【病案举例】　　刘某，男，29岁。患慢性前列腺炎5年余，尿频，尿急，小腹及会阴胀痛，努责时尿道口滴白，且尿道口有针刺样疼痛。1周前，于性交时射出红色精液，自觉头晕，眼花，失眠，腰膝酸软，口干舌燥，舌红苔少，脉细数。直肠指检可触及精囊、质硬，并有压痛，按摩液呈血性精液或血性前列腺液。西医诊断为慢性精囊炎。中医辨证属禀素肾虚，热结精室，损伤脉络，络破血溢脉外，血随精液而出。治以补精益肾，解毒祛瘀，凉血止血，兼以活血化瘀。用龙仙汤加减治疗1个疗程后，尿频、尿急、小腹及会阴胀痛、射出血性精液等症状基本消失。直肠指检按摩液正常，但精囊仍稍有肿大。继续用药 1 个疗程，诸症状消失。

【验方来源】 郝淑然，王晓明，朱树亚．龙仙汤治疗慢性精囊炎 24 例临床观察 [J]．河南中医，1996，16（4）：237．

按：慢性精囊炎是青壮年男性常见病之一，且难治，易复发。中医学认为，肾虚是本，湿热为标。病久湿热下注，蕴结精室，损伤脉络，血液外溢，血随精出。多为慢性前列腺炎久治不愈发展而成，因此，防治、根治前列腺炎是治疗本病的根本环节。出血期以凉血止血、清热祛湿为主。龙仙汤中的鱼腥草、知母、黄柏、蒲公英清热解毒祛湿；生地黄、仙鹤草凉血止血；川楝子舒肝；久病多瘀，既有出血必有瘀，故用地龙、牛膝，既活血又补肾。同时地龙、牛膝含有雄性激素，可减轻精囊和前列腺充血，降低性兴奋，促进炎症吸收。会阴为肝经循行之部位，精囊又为肾所主，故用生地黄、山茱萸、何首乌调补肝肾。猪肾味甘咸、性平，有补肾、益精髓的作用。本病因治疗时间较长，症状减轻或消失较慢，患者精神负担较重，所以精神、心理治疗与药物治疗同等重要。应嘱患者节制房事，注意饮食，以助本病根治。

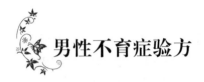

男性不育症验方

温补养血填精汤

【药物组成】 山茱萸、菟丝子各 15 g，党参、山药、熟地黄各 20 g，白术、当归、淫羊藿、巴戟天、锁阳各 10 g。

加减：阳痿早泄者，加熟附子 8 g，肉桂 3 g，鹿茸 6 g；遗精、遗尿者，加金樱子、补骨脂各 15 g；心悸气喘者，加柏子仁、五味子各 15 g，紫河车 20 g；不排精者，加路路通、炮穿山甲（代）各 15 g。

【适用病症】 男性不育症。临床表现为婚后同居 3 年以上不育，腰痛怕冷，神疲健忘，心悸气短，耳鸣，自汗或盗汗，或阳痿、早泄，或遗精遗尿，舌淡，脉淡。精液检查精量、精子总数、活动力（率）、液化时间等异常。

【用药方法】 每天 1 剂，水煎服。30 剂为 1 个疗程。

【临床疗效】 此方加减治疗男性不育症 25 例，痊愈（临床症状消失，精液常规检查正常，配偶怀孕）23 例，无效（连续治疗 1 ~ 1.5 年，配偶未孕）2 例。

【病案举例】 黄某，男，34 岁。患者自幼有支气管哮喘病史，每逢冬春季发病，结婚 4 年未育。性欲不强，间有遗精，精液清稀，腰酸腿软，形寒怕冷；经常咳嗽，气喘，自汗，夜尿多；咳甚则遗尿，神疲懒言，耳鸣，纳差，便溏，面色㿠白，舌淡、苔白、脉弱、尺脉沉迟。精液常规检查：精液量 2 mL，精子计数 $3.5 \times 10^9/L$，精子活动率 40%、畸形率 35%。西医诊断：

不育症。证属脾肾阳虚，精血亏损。治宜温补脾肾，养血填精。方用温补养血填精汤去巴戟天、锁阳，加紫河草、五味子、补骨脂各 15 g，熟附子 10 g，肉桂（焗）3 g。连服 7 剂后，气喘减轻，胃纳好转，大便正常。续服 30 剂，每周炖服鹿茸 6 g，蛤蚧 1 对煲汤。药后诸症状明显好转。精液常规复查：精液量 3 mL，精子计数 6.0×10^9/L，精子活动率 53%。原方减熟附子、肉桂，继服 60 剂。1 年后其妻生育一女婴。

【验方来源】　陈小元，冼汉海. 温补脾肾养血填精法治疗男性不育 25 例 [J]. 新中医，1998，30（5）：38.

按：男性不育症，多因素体虚弱，或房劳过度，或久病失调导致脾肾两虚。肾阳亏损，不能温煦脾阳。脾阳虚弱，运化失职，化生无源，致精血亏虚则精液稀少，或阳痿、早泄等生殖能力衰弱而不育。肾精不足，髓海空虚则神疲健忘、耳鸣、腰膝酸软；脾肾阳虚，固摄失职则自汗、便溏、遗精、遗尿；肾不纳气则气短、喘息。面色㿠白、舌淡、脉弱均为气血两虚之征。因此，治宜温补脾肾，养血填精。温补养血填精汤中的山茱萸、菟丝子、熟地黄、当归入肝肾，具有滋养肝肾、补血填精、增固先天肾精之功；党参、白术、山药入脾胃，有补中益气、健脾固摄、培补后天脾土之效；淫羊藿、巴戟天、锁阳温肾壮阳，强筋健骨。加熟附子、肉桂温中祛寒；鹿茸、紫河车大补气血，益精髓；补骨脂、金樱子、五味子补胃缓脾，固精止遗，敛肺止咳；路路通、炮穿山甲（代）通经活络利排精。诸药随症状加减，使肾之元阳充盛，脾气升发，化生无穷，先天之精不断得到后天之精的滋养，精血满盈，阴阳调和，生育和生殖能力旺盛，故能有子。

补肾生精汤

【药物组成】 菟丝子、沙苑子、楮实子、山茱萸、泽泻、当归各 15 g，熟地黄、丹参、茯苓、巴戟天各 20 g，山药 30 g，韭菜子 12 g。

【适用病症】 男性不育症。临床表现为头晕耳鸣，腰膝酸软，神疲乏力，记忆力减退，面色少华。精液常规检查有明显异常，如精子计数低于 $20 \times 10^9/L$，或精子活动率低于 0.50。

【用药方法】 每天 1 剂，水煎服。亦可将上药加工成水丸，每次服 9 g，每天 3 次。1 个月为 1 个疗程，一般需服药 3~6 个疗程。

【临床疗效】 此方加减治疗男性不育症 105 例，治愈（治疗后其妻已怀孕或精液常规检查各项指标已达正常，临床症状与体征消失）62 例，有效（精液常规检查各项指标已接近正常，临床症状与体征明显改善或基本消失）39 例，无效（精液常规检查各项指标未见变化，临床症状与体征无明显改善）4 例。总有效率 96%。

【验方来源】 李郑生. 补肾生精汤治疗男性不育症 105 例[J]. 河南中医学院学报，2003，18（4）：77.

按：男子不育症是临床上常见的病症，其中尤以精液异常所致者多见，如少精症、弱精症。本病主要是由于阳弱气冷，肾精亏损所致。在辨证方面，应首别阴阳，一则是肾阴虚，水亏火旺；一则是肾阳虚，命门火衰。故宜重补肾填精，佐以温阳或滋阴，使阴平阳秘，而达到治疗的目的。补肾生精汤中的菟丝子、沙苑子、楮实子、韭菜子、巴戟天温阳补肾以治"精冷"；熟地黄、山茱萸、当归滋阴养血，以图阴中求阳；丹参活血化瘀；茯苓、山药、泽泻健脾渗湿，以防止滋阴壮阳之品导致腻胃之嫌。

诸药合用，共奏补肾填精之功，而且以温而不燥为其特点，便于患者长期服用。

加味五子衍宗丸

【药物组成】 菟丝子、枸杞子各 30 g，覆盆子、淫羊藿各 15 g，车前子、黄芪、党参、白术、当归、熟地黄、山药各 10 g，山茱萸、五味子各 6 g。

加减：以精子活动率低、活动力差为主，有气虚表现者，重用黄芪 20～30 g，党参、白术 15 g；血虚者，重用当归 15 g，加阿胶 10 g；阳虚者，加熟附子 6 g；阴虚者，加知母、麦冬、何首乌各 10 g。

【适用病症】 男性不育症。

【用药方法】 每天 1 剂，用清水浸泡 1～2 小时，武火煎沸后改用文火煎 40～60 分钟，连煎 2 次，共取药液 600～800 mL，分早、晚温服。21 天为 1 个疗程。当达到显效标准后，可在前 1 个疗程用药处方的基础上加工成蜜丸（每丸含生药 6 g），每天服 3～4 丸，分 2～3 次服，直至配偶怀孕为止。

【临床疗效】 此方加减治疗男性不育症 153 例，治愈（临床症状消失；精液常规检查示：精液量为 2～6 mL，精子计数 ≥60×10^9/L，精子活动率 >70%，精子活动力 ≥ Ⅲ级，正常形态精子 >0.70，精液液化时间 ≤30 分钟；或治疗期间配偶怀孕）111 例（其中 1 个疗程治愈 5 例，2 个疗程治愈 14 例，3 个疗程治愈 46 例，4 个疗程治愈 39 例，5 个疗程治愈 7 例），显效（上述各项指标均有显著好转，但其中有一项未达到治愈标准）18 例，有效（上述单项指标显著好转或多项指标明显好转，但未达到显效标准）12 例，无效（治疗 5 个疗程未能达到有效标准）12 例。总有效率 92.16%。

【病案举例】 某男，28 岁。婚后 3 年未育（其妻妇科检查未见异常）。诊见：形体消瘦，面色萎黄，倦怠乏力，腰酸痛，性生活正常。精液常规检查：精液量 3 mL，液化时间正常，精子计数 20×10^9/L，精子活动率 35%、活动力 I 级、畸形率70%。证属脾肾两虚，气血双亏。治以健脾补肾，益气养血、生精。方用加味五子衍宗丸，加重黄芪为 20 g，熟地黄、当归为15 g，并加杜仲 15 g，何首乌 10 g。服药 1 个疗程后达到好转标准，2 个疗程后达到显效标准。改用丸剂，3 个疗程后达治愈标准。4 个疗程后其妻经检查证实已经怀孕，后足月顺产一女婴。

【验方来源】 徐吉祥. 加味五子衍宗丸治疗男性不育症153 例［J］. 山东中医杂志，2003，22（3）：161.

按：引起男性不育症的病因很多，但不外乎精液异常和性功能障碍两大类。然脾为后天之本，肾为先天之本。先天之精藏于肾，依赖后天之精充养，则盈满而壮，"阴阳和故能有子"。藏精虽为肾所主，但补肾强精毋忘健脾。加味五子衍宗丸中的菟丝子、枸杞子、覆盆子补肝肾，生精血，为主药；熟地黄滋阴补肾，淫羊藿补肾助阳，党参、白术、山药健脾补肾，黄芪、当归补气养血，共为辅药；山茱萸、五味子补肾收敛精气，车前子清热利水以防淫羊藿、山茱萸、五味子之温热及熟地黄之滋腻，共为佐使。诸药合用，能健脾补肾，益气养血，滋阴壮阳，生精强肾，固本摄精，对精子计数、活动率、活动力低下、精子畸形率高及性功能障碍之不育症，均有较好的临床疗效。

十子毓麟丹

【药物组成】 枸杞子、菟丝子、五味子、金樱子、蛇床子、韭菜子、莲子、沙苑子、女贞子、楮实子。（原方无药量）
加减：阴虚明显者，可加生地黄；阴茎勃起不坚者，加巴戟天、淫羊藿；气血不足者，加当归、黄芪；虚火妄动者，加知母、黄柏。

【适用病症】　男性不育症。

【用药方法】　每天1剂，水煎服。

【临床疗效】　此方加减治疗男性不育症数百例，疗效满意。

【验方来源】　承荷清，马继松．承忠委运用十子毓麟丹治男性病经验［J］．辽宁中医杂志，1996，23（2）：56．

按：十子毓麟丹以温阳益肾、填精补肝为主，方中的枸杞子、菟丝子、五味子、金樱子、蛇床子、韭菜子温养肝肾精血以充阳道；莲子味甘性平，与沙苑子共奏健脾养阴、固涩肾气之功；女贞子味甘、苦性平，益血强阴，《本经》谓其能"补中，安五脏，养精神，除百疾"。更用甘寒之楮实子为反佐，壮筋骨，助阳气，补虚劳，强腰膝。诸药合用，共奏温阳益肾之功，用于治疗男性不育症，疗效满意。

育精续子丸

【药物组成】　黄精、何首乌、菟丝子、覆盆子、枸杞子、炙黄芪、党参、炒白术、三七、当归、蒲公英、车前子、五味子、生地黄、熟地黄、露蜂房、炙甘草各等份。

【适用病症】　男性不育症。

【用药方法】　将上药研末炼蜜为丸，每丸9 g，每次服1丸，每天3次，餐前30分钟服用。90天为1个疗程。

【临床疗效】　此方治疗男性不育症45例，治愈（治疗后已生育）9例，临床治愈（治疗后未生育，但精液常规检查各项指标恢复正常）17例，有效（精液常规检查精液量、pH恢复至正常范围内，精子计数、精子活动率或活动力增加，畸形率下降，液化时间缩短在半小时以内）15 例，无效（精液常规检查各项指标无改善）4 例。总有效率 91.11%。

【验方来源】 陈武山. 育精续子丸治疗男性不育症 45 例[J]. 辽宁中医杂志，1998，25（2）：71.

按： 中医学认为，男性不育症的病机是因精亏气虚、血瘀邪毒导致精液质量下降所致，而内伤七情或外感六淫，郁久均可化热，火热之气最易伤精耗血。若邪毒内陷，可影响精子的生长发育，从而导致不育。治以填精益气、活血解毒为主，故选用育精续子丸治疗男性不育症，获得了较好的临床疗效。

加减右归饮

【药物组成】 熟附子 6 g，枸杞子、山茱萸各 15 g，杜仲 10 g，肉桂 4 g，山药、熟地黄各 20 g，甘草 1 g。

【适用病症】 男性不育症。

【用药方法】 每天 1 剂，水煎服。30 天为 1 个疗程。服药期间忌食辛辣刺激食物及绿豆，严禁饮酒且节房事。

【临床疗效】 此方治疗男性不育症 60 例，痊愈（精子计数 $> 60 \times 10^9/L$ 以上，正常精子形率 $> 60\%$，精子活动率 $> 60\%$）46 例，有效（三项指标均高于治疗前，但其中 1~2 项尚未达到正常值）12 例，无效（治疗前后无明显改善）2 例。总有效率 96.67%。

【病案举例】 张某，男，28 岁。婚后夫妇同居 3 年未育，妻子检查正常。患者经精液常规检验示：精子计数 $8 \times 10^9/L$，精子活动率 45%，死精率 55%，精子活动力差，性生活尚正常。用加减右归饮治疗 1 个疗程后，自觉精力旺盛。期间经 2 次精液常规检查：精子计数 $68 \times 10^9/L$，精子活动率 80%，精子活动力一般。继续治疗 1 个疗程。3 个月后妻子已怀孕，次年产一女婴。

【验方来源】 姚小柱.右归饮治疗男性不育60例［J］.陕西中医学院学报，2001，24（1）：41.

按：男性不育症与肾系疾病密切相关，其病因多由各种复杂因素或全身其他疾病引起生殖功能异常而不育。因肾为先天之本，主藏精，主生殖，肾气盛而天癸至，精气溢泻，两精相搏，合而成形，故能有子。加减右归饮以温补肾阳、填精补血为主，辅以益气健脾之品，使后天之本充盛以养先天之本，故精气充盈而溢泻，而且对精子数量、质量、形态方面改变有很好的治疗作用。

宝 生 汤

【药物组成】 紫河车、淫羊藿、黄芪、菟丝子、枸杞子、当归、丹参。（原方无药量）

加减：湿热者，加土茯苓、黄柏、白花蛇舌草，或配服甘露消毒丸；大便干燥者，加大黄、虎杖；寒者，加熟附子、巴戟天；瘀血重者，加鸡血藤、王不留行、川牛膝；气虚者，加党参、白术；血虚者，加熟地黄、白芍、何首乌；肝郁者，加柴胡、郁金，或配服丹栀逍遥丸。

【适用病症】 男性不育症。

【用药方法】 每天1剂，水煎服。1个月为1个疗程，一般治疗2~3个疗程。

【临床疗效】 此方加减治疗男性不育症70例，治愈（治疗后配偶怀孕）27例，显效（临床症状消失，精液常规检查在正常范畴）13例，有效（治疗后临床症状消失或改善，精液常规检查有不同程度好转）17例，无效（临床症状不同程度减轻，但精液常规检查各项指标无变化）13例。总有效率81.3%。

【验方来源】　戴锦成. 宝生汤治疗男性不育症 70 例临床观察［J］. 福建中医药，2003，34（2）23.

按：中医学认为，肾精亏虚，或素体虚弱，或房劳不节，或久病肾虚，导致精子异常或肾功能障碍等均为男性不育症的重要病因。肾虚日久，或兼湿热、虚寒等，易致血瘀，若纯补肾，则湿热等易壅滞，致血行不畅而瘀血内生；情绪不舒，气血失调，也可致气滞血瘀；此外生殖系统慢性炎症（细菌或非细菌性）导致湿热不化，或膏粱厚味、酗酒吸烟、浓茶等不良生活习惯均可致湿热内生，流窜下焦，蕴结精室，导致精液不化、精子数下降等。因此，对本病的治疗，既要注意肾虚的一面，又要注意血瘀的一面。宝生汤中的紫河车补气养血益精；淫羊藿补肾壮阳；枸杞子滋补肝肾；黄芪补气升阳，并有增强细胞生理代谢，抗缺氧作用；配当归补气血，精血同源，气血足精亦足，且当归有补血和血的作用；菟丝子具有益精髓、坚筋骨、止遗泄、主茎寒精出等作用；丹参活血化瘀，并有增加微循环血流、抗凝血及抗血小板凝聚作用。而当归、丹参、黄芪能改善血液循环，清除氧自由基，对睾丸的内环境有着重要稳定作用。诸药合用，共奏补肾活血之功效，阴阳互补，气血共治，即能对性激素产生影响，又影响血液循环，清除自由基，抗血栓，抗血小板聚集，对治疗男性不育症起重要的治疗作用。

芪菟四物汤

【药物组成】　当归、川芎各 25 g，熟地黄、白芍各 20 g，黄芪、菟丝子各 25 g。

加减：气虚者，加党参；血虚者，加阿胶；阴虚者，加麦冬；阳虚者，加淫羊藿；湿重者，加苍术。

【适用病症】　男性不育症。

【用药方法】 每天1剂，水煎服。连续服用3个月为1个疗程，连续治疗1~2个疗程后，停药5~7天，复查精液常规、血清生殖激素等，根据病情继续治疗1个疗程。

【临床疗效】 此方加减治疗男性不育症35例，治愈（女方怀孕）5例，显效（各项精液检查明显改善）16例，有效（各项精液检查比治疗前有所改善）9例，无效（各项精液检查与治疗前后无明显变化）5例。总有效率85.8%。

【验方来源】 沈利华，陆克勤. 芪菟四物汤治疗男性不育症的临床观察与研究［J］. 辽宁中医杂志，2000，27（3）：113.

按：男性不育症，常与精液异常有关。中医学属无子、精冷等范畴。大多医家以肾亏阳虚论治，常用温补肾阳之法，但疗程长而效果欠佳。芪菟四物汤由四物汤（当归、川芎、熟地黄、白芍）加黄芪、菟丝子组成，集补血、活血、行气、祛瘀为一方，用于治疗本病获效明显。

六味地黄汤合五味消毒饮加减方

【药物组成】 生地黄、熟地黄、败酱草各20 g，山药、黄芪各30 g，牡丹皮、石菖蒲、野菊花各10 g，茯苓、牛膝各15 g，蒲公英、紫花地丁、车前子、淫羊藿各18 g。

加减：阳虚者，去蒲公英、紫花地丁、野菊花，加熟附子；阴虚者，去淫羊藿，加女贞子、旱莲草。

【适用病症】 男性不育症。

【用药方法】 每天1剂，水煎服。30天为1个疗程。

【临床疗效】 此方加减治疗男性不育症45例，治愈（配偶受孕）15例，显效（配偶虽未受孕，但经3~5个月的治疗，精子计数 $>20 \times 10^9/L$，精子活动率 $>50\%$）20例，有效（精子

计数提高或活动力有改善）9 例，无效（治疗前后无变化）1
例。总有效率97.2%。

【验方来源】 何湘益，郭惠杰. 六味地黄汤合五味消毒饮
治疗男性不育症 45 例［J］. 江苏中医药，2003，24（5）：31.

按：中医学认为，男性不育症多因外感或房事不洁，湿热毒
邪内侵，情志、酒食、劳倦所伤，致肝失疏泄，气滞血瘀，脾失
健运，湿浊内生；或久病伤肾，或房劳过度致肝肾阴虚，湿热毒
浊瘀血结于下焦，阻滞脉络而出现精浊、死精、弱精、畸形等。
其病机特点是虚实夹杂，本虚标实，治以清热利湿、解毒化瘀、
益肾固本为主。六味地黄汤合五味消毒饮加减方中的蒲公英、紫
花地丁、野菊花、车前子、茯苓清热利湿解毒；熟地黄、山药、
生地黄益肾固本；败酱草、牡丹皮、牛膝、石菖蒲活血通络，化
瘀浊，开精窍，引药下行；辅以黄芪益气排浊，淫羊藿鼓舞肾
气。诸药合用，重在清除精室湿热、毒浊、瘀血，以达化浊清精
之目的。

生 精 汤

【药物组成】 当归、生姜各 30 g，羊肉 150 g，食盐少量。
【适用病症】 精液异常不育症。
【用药方法】 每天 1 剂，加水适量煮至 1 000 mL，分早、
晚 2 次吃肉喝汤。30 天为 1 个疗程，连服 3～4 个疗程。
【临床疗效】 此方治疗精液异常不育症 148 例，治愈（精
液常规检查各项均正常或配偶怀孕）90 例，显效（精液常规检
查有 3 项正常或精子计数与存活率提高 1 倍以上）44 例，无效
（经 3～4 个疗程治疗后无变化者）14 例。总有效率90.5%。
【病案举例】 王某，男，30 岁。婚后夫妇同居 4 年，性生
活正常，未避孕而不育。其妻妇科检查未发现异常。检查：外生

殖器发育正常，附睾、精索静脉均无异常。诊见：发育正常，形体消瘦，面色萎黄，神疲乏力，舌质淡、苔薄白，脉细弱无力。精液化验：精液灰白色、量 1.5 mL，精子计数 8×10^9/L，精子活动率 15%，且活动力弱。西医诊断：原发性不育症，少精子症。证属脾肾阳虚。予生精汤连服 2 个疗程，神疲乏力等症状基本消失。精液常规复查：精液量 2 mL，精子计数 35×10^9/L、活动率 30%。治疗 4 个疗程后，全部症状消失。精液常规复查：精液量 3.5 mL，精子计数 100×10^9/L、活动率 80%，精子活动力强。次月其妻受孕，并足月顺产。

【验方来源】 迟玉叶，王敬善. 生精汤治疗精液异常不育症 148 例 [J]. 新中医，1996，28（6）：47.

按：精液异常不育症包括精液量少症、精子稀少症、精子活动力低症、畸形精子过多症、无精子症等。中医学认为，本病与肾、肝、脾三脏有关，主要在于肾。肾为先天之本，主骨而藏精，而肾阳是肾气中的活动之源，是生化的动力所在，肾阳不足，精之生化失机，不仅精液清稀，内含精子活动力亦低下；脾为后天之本，气血生化之源，脾虚气血化源不足、生精无力，不能充填先天的生殖之精，故精液少、精子稀少、精子活动力低。生精汤中以当归甘补温通，既能补血，又可活血行气，主治一切血症，为血病要药，血足精充。当归含挥发油、水溶性生物碱、蔗糖等，可使血行旺盛，增进生殖系统发育功能。生姜味辛微温，入脾胃经，能温中祛湿，化饮宽中。生姜含姜油能促进周围血液循环，鼓舞阳气。羊肉为血肉有情之品，性温，入肾经，有温肾壮阳、补精益髓的功效。全方具有补肾活血、补血填精、除湿散寒之功，且补而不滞，温而不燥，用此方治疗男性精液异常不育症能使精液改善，提高精子总数、活动率及密度，尤其对肾阳虚、脾肾两虚型患者效果更佳。

蒲草地黄汤

【药物组成】 蒲公英、丹参各 20 g，萆薢、熟地黄、白芍、赤芍、枸杞子、菟丝子、车前子（布包煎）、川牛膝各 15 g，通草 10 g。

加减：精液稀薄者，加覆盆子、沙苑子、蛇床子、巴戟天；精液黏稠者，加法半夏、白芥子、天花粉、浙贝母；精液量过多者，加淫羊藿、仙茅、茯苓、泽泻；精液量过少者，加黄芪、山茱萸、女贞子；精子量少者，加黄芪、山茱萸、制何首乌、肉苁蓉；精液不液化者，加知母、黄柏、天花粉、玄参；精子活动率低者，加天花粉、泽兰、败酱草、鱼腥草；精子活动力低者，加黄芪、山药、淫羊藿、巴戟天；畸形精子率高者，加知母、牡丹皮、生地黄、金银花；脓精者，加土茯苓、白花蛇舌草、虎杖、苦参；无精子者，加制何首乌、覆盆子、炮穿山甲（代）、皂角刺。

【适用病症】 精液异常不育症。

【用药方法】 每天 1 剂，水煎 2 次，分早、晚空腹服。服药期间禁饮酒，忌憋尿。30 天为 1 个疗程，一般治疗 2~3 个疗程。

【临床疗效】 此方加减治疗精液异常不育症 94 例，治愈（精液检查各项指标恢复正常，配偶怀孕）45 例，有效（精液各项指标恢复正常，配偶未孕或精液检查各项指标有明显改变）42 例，无效（精液检查各项指标无改变）7 例。总有效率 92.5%。

【病案举例】 向某，男，28 岁。婚后 3 年不育，配偶多次检查无异常。精液检查：色灰白，质黏稠，量 2.5 mL，pH 8.0，液化时间 90 分钟，精子计数 65×10^9/L，精子活动率 60%、活动力Ⅲ级。察其舌红、苔薄黄，脉弦滑。西医诊断：不育症（精液不液化所致）。治以滋阴清热，利湿化瘀。方用蒲草地黄汤加天花粉 20 g，生地黄、麦冬各 15 g，知母 10 g，黄柏 5 g，每天 1 剂。连服 50 天后，精液常规复查各项指标均正常。治疗 3 个月后其妻已怀孕。

【验方来源】 邓志厚. 蒲草地黄汤治疗不育症 94 例 ［J］. 陕西中医，2000，21（7）：295.

按： 精液异常可导致男性生育力下降。中医学认为，肾主生殖，为先天之本。如先天不足，房劳过度，久病劳倦，饮食不节，情志不遂，感染毒邪，均可耗伤肾阴，致阴虚、湿热、血瘀、毒浊夹杂为患。肾阴亏虚，湿热阻滞，灼伤阴液，精液失其濡养而见精液量少、精液黏稠、精子量少、精子活动率低；湿热下注，气化不利，湿聚精室则精液量多、精液稀薄，精子活动力低；湿郁化热，气机不畅，湿郁血瘀则精液不液化，畸形精子率高。故本病肾阴虚为本，湿热、瘀浊为标。治当滋补肾阴、清热利湿、活血化瘀并举。蒲草地黄汤中以熟地黄、枸杞子、白芍、菟丝子滋补肾阴，调整体内平衡，改善体内分泌，增强抗病能力；蒲公英、草薢、车前子、通草清热解毒，利湿化浊，减轻水肿渗出；丹参、赤芍、川牛膝活血化瘀，改善局部血运，疏通充血梗阻。诸药合用，扶正而不恋邪，祛邪而不伤正，滋阴而不生湿，利湿而不伤阴，共奏改善精液质量之效。

七子二仙丸

【药物组成】 仙茅、淫羊藿（仙灵脾）、菟丝子、枸杞子、覆盆子、韭菜子、桑椹子、五味子、车前子、党参。（原方无药量）

【适用病症】 精子异常不育症。

【用药方法】 上药可由中药饮片厂加工为成药。每次服10 g，每天3次。30天为1个疗程，治疗2~3个疗程，部分病例治疗3~6个疗程。伴炎症者，给予口服泰利必妥0.1 g，每天3次，连服10天；或诺氟沙星0.2 g，每天3次，连服14天。伴精索静脉曲张者，配合睾丸理疗，每天20分钟，连续20天。

【临床疗效】 此方治疗精子异常不育症104例，治愈（配偶怀孕）19例（其中精子活动力异常、精子活动力异常并少精子症各8例，单纯少精子症3例），显效（精子计数 $>20 \times 10^9/$L，精子活动率 $>60\%$，精子活动力Ⅲ级以上）49例（其中精子活动力异常31例，精子活动力异常并少精子症11例，单纯少精子症7例），有效（精子计数、活动率或活动力有改善）22例（其中精子活动力异常8例，精子活动力异常并少精子症11例，单纯少精子症3例），无效（治疗前后无明显变化）14例（其中精子活动力异常5例，精子活动力异常并少精子症2例，单纯少精子症1例，无精子症6例）。

【验方来源】 黄清春，沈鹰，孙维峰，等. 七子二仙丸为主治疗男性不育症104例 [J]. 新中医，1999，31（1）：42.

按：精子异常是男性不育的最常见原因之一。中医学认为，本病的病机主要责之于肾。肾藏精，主生殖，肾中精气是由肾阳蒸化肾阴而来。若肾阳不足，则温煦失职；若肾阴不足，则化源乏竭。两者均可导致精少或精子无力。此外，本病与肝脾关系亦密切，肝肾同源，肝脉络阴器，肝阴不足则精亏；而脾为后天之本，脾虚及肾则血亏精少。七子二仙丸是由五子衍宗丸（菟丝子、枸杞子、覆盆子、五味子、车前子）加味而成，以温阳填精补肾为主，健脾养肝为辅，用于治疗精子异常引起的男性不育症有较好的疗效，而且全方药性平和，补而不燥，宜于长期服用。

愈 精 煎

【药物组成】 生地黄、熟地黄各 20 g，牡丹皮、知母、黄柏各 12 g，菟丝子、枸杞子、车前子、路路通、苍术、萆薢、茯苓、山楂各 15 g，麦芽 30 g，细辛 6 g。

加减：伴腰膝酸软者，加桑寄生、怀牛膝；瘀滞较重者，加丹参；湿热征象不显者，减萆薢、苍术，加天冬、麦冬、肉苁蓉；精液有白细胞者，加金银花、败酱草；畸形精子加土茯苓。

【适用病症】 精液异常不育症。

【用药方法】 每天 1 剂，水煎服。30 天为 1 个疗程，治疗 2 个疗程。治疗期间忌食烟酒，慎房事。

【临床疗效】 此方加减治疗精液异常不育症 45 例，痊愈（配偶受孕）21 例，临床治愈（精液常规检查连续 2 次各项指标正常，临床症状、体征消失，但配偶未孕）16 例，有效（在原基础上精子计数提高 20×10^9/L 以上，精子活动率、活动力有明显改善，但未达到最低正常值）5 例，无效（服药 2 个疗程以上无明显改善）3 例。总有效率 93.3%。

【验方来源】 钟百灵，侯南英，王景云. 愈精煎治疗精液异常不育的临床观察 [J]. 新中医，1999，31（12）：37.

按： 肾气虚损，肾精亏耗为不育之本，而瘀热、血滞、湿热下注等亦是造成不育的重要因素。治以益肾生精、化湿清热、祛瘀通经为组方原则，扶正祛邪，标本兼治。愈精煎中以菟丝子、枸杞子、生地黄、熟地黄益肾生精；牡丹皮、知母、山楂凉血化瘀；苍术、茯苓、萆薢、黄柏化湿清热；细辛、车前子、路路通温经活络利窍；麦芽、山楂配茯苓又可助其运脾健中，以资化源。全方寒热并用，清补兼施，可使肾气盛，肾精充，热清湿化，瘀祛经通。据现代药理研究证实：淫羊藿等补肾药物具雄性激素样作用，能促进性腺功能及精液分泌；茯苓、山楂、麦芽等含丰富的维生素 B、维生素 C、氨基酸、蛋白质、磷脂、糖类等物质，有益于改善生殖内环境，为精子提供所需能量；黄柏、牡丹皮、山楂、知母、萆薢具有良好的抗菌作用，可减轻附性腺炎性改变，促进其功能恢复。此外，麦芽中含有淀粉酶，能加速精液液化。诸药合用，有改善精液质量，促使生精，提高精子活动动率、活动力的效果。

滋肾化精汤

【药物组成】　山茱萸、知母、牡丹皮、茯苓、女贞子、旱莲草、黄柏各 10 g，山楂、枸杞子各 15 g，炙龟板、炙鳖甲、生地黄、何首乌各 20 g，黑芝麻 30 g，麦芽 50 g，水蛭粉（另包冲服）3 g。

加减：兼气虚血瘀者，加黄芪、新开河参、三七、当归、赤芍；肾气虚而性功能减退者，加杜仲、巴戟天、补骨脂、菟丝子；肝气郁结者，加柴胡、郁金、川楝子；痰瘀互结者，加桃仁、丹参、红花、浙贝母、土鳖虫；湿热下注者，加蒲公英、薏苡仁、萆薢、车前子。

【适用病症】　精液不液化性不育症。临床表现为精液液化时间在 60 分钟以上，精液黏稠度增高，精液量减少，精子活动力、活动率均低于正常范围，并有明显的肾阴虚症状群，如头晕目眩，腰膝酸软，耳鸣耳聋，多梦遗精，五心烦热，盗汗，口干舌燥，舌红少苔，脉细数。

【用药方法】　每天 1 剂，加水 600 ~ 800 mL，文火煎取药液 200 mL，分早、晚 2 次服。3 个月为 1 个疗程，一般治疗 2 个疗程。服药期间忌辛辣，节欲，并以温水坐浴。

【临床疗效】　此方加减治疗精液不液化性不育症 38 例，

治愈（1 小时内精液全部液化，配偶已妊娠，临床症状完全消失
或明显改善）29 例，有效（精液液化时间比原来缩短 40 分钟以
上，精子数量和质量已有提高，临床症状明显改善，但配偶未能
妊娠）5 例，无效（精液液化时间和临床症状均无改善）4 例。
总有效率 89.5%。

【病案举例】 林某，男，31 岁。婚后同居 5 年不育，性生
活正常，配偶经多次妇科检查正常。患者平素嗜好烟酒，婚前有
手淫史，并有血精史。诊见：形体消瘦，面色无华，眼眶发黑，
平时自觉神疲乏力，腰膝酸软，口干口渴，五心烦热，唇干舌
燥，多梦遗精，小便时有短赤不畅，舌红少苔，脉沉细无力，尺
脉尤甚。检查外生殖器发育正常，附睾、精索无特殊发现。B 超
检查示：前列腺炎；前列腺液镜检：白细胞（＋＋＋）；精液常
规检查：精液超过 2 小时未完全液化，精子数 35×10^9/L，精子
活动力 II 级，精子活动率 <30%。西医诊断：慢性前列腺炎，精
液不液化性不育症。中医辨证属肾阴虚损，痰热内蕴。治宜滋肾
育阴，融精化液，清化湿浊。方用滋肾化精汤加泽泻 10 g，杜
仲、巴戟天各 15 g，蒲公英 30 g，土鳖虫 6 g。治疗 1 个月后，
临床症状明显改善，精液 60 分钟内基本液化，精子各项指标均
有好转。继在原方基础上随症状加减再服用 1 个月，精液 30 分
钟内全部液化，精子数 72×10^9/L，精子活动率 >70%，活动力
IV 级。其妻 1 年后足月顺产一男婴。

【验方来源】 傅应昌，黄维良. 滋肾化精汤治疗精液不液
化性不育症 38 例 [J]. 江苏中医药，2002，23（5）：21.

按：中医学认为，肾藏精，主生殖，男子不育，精常不足。
精液为肾中之阴，阴精不足则内热生，热灼精室则精少而浊，乃
至精液黏稠不化。临床所见肾阴虚损证在精液不液化性不育症中
最为常见。滋肾化精汤中以山茱萸、牡丹皮、知母、黄柏、女贞
子、旱莲草、枸杞子、炙龟板、炙鳖甲、生地黄、黑芝麻、何首

乌合用滋肾填精，养血和阴，同时又可遏制虚火，故能调节肾脏阴阳平衡，促进精液液化，有利于精子的生长发育和提高性功能；水蛭、土鳖虫善于破积逐瘀，祛瘀生新。现代药理研究证明，土鳖虫、水蛭内含组织胺和抗血栓等抗凝物质，可促进血管扩张，改善微循环，参与精液凝固和液化的协调作用，改善精液的黏稠度和理化特性。茯苓、山楂、麦芽为酸甘化阴之品，药理研究证明能酸化血液，稳定精浆酸碱度，改善液化内环境，不仅可促进精液液化，而且可有效地提高精子的数量和质量；杜仲、巴戟天长于强筋骨，补肝肾，温肾壮阳，增强性功能，调节因阴损阳的机能状态，促进气和精的相互转化，正所谓善补阴者，阳中求阴；蒲公英配合茯苓、泽泻能清化下焦湿热。诸药合用，切合病因病机，用于治疗肾阴虚损型精液不液化性不育症，取得了良好的疗效。

液 精 煎

【药物组成】 丹参、虎杖各 30 g，川芎、五加皮、川牛膝、黄柏各 10 g，泽兰 15 g。

加减：湿盛者，加萆薢；热甚者，重用黄柏；久病者，加丹参；气血两虚者，加当归、党参、黄芪；精液中有白细胞者，加马鞭草。

【适用病症】 精液不液化致不育症。

【用药方法】 每天 1 剂，水煎 3 次，分早、午、晚服。30 天为 1 个疗程，可治疗 1~2 个疗程。兼有慢性前列腺炎者，每次取药液 20~30 mL 保留灌肠。

【临床疗效】 此方加减治疗精液不液化致不育症 82 例，痊愈（治疗后配偶妊娠）52 例，显效（治疗后精液检查全部恢复正常）11 例，有效（治疗后精液部分恢复正常）17 例，无效

（治疗后精液检查无改变或改善不明显）2 例。总有效率
97.6%。

【验方来源】 崔云，洪善贻，陈永兴，等．液精煎治疗精
液不液化致不育症82例［J］．辽宁中医杂志，1995，22（11）：
498．

按：精液不液化或液化迟缓均可影响精子的活动而导致不
育，临床观察精液不液化与血液黏度增高关系密切。中医学认
为，本病多为血瘀湿滞为患，治以活血祛瘀、清利湿热为主。液
精煎中的丹参、川芎、五加皮、川牛膝、泽兰等活血祛瘀药，能
降低血液黏稠度，加速血液循环，缩短精液液化时间；黄柏、虎
杖等有较好的清利湿热作用。诸药合用，可以抑制生殖道感染及
前列腺病变，使前列腺分泌的精液液化因子增加，促进精液液
化。因此，本方用于治疗精液不液化致不育症，可获得较好的疗
效。

活精种子汤

【药物组成】 黄芪、桑椹、淫羊藿各 30 g，菟丝子、枸杞
子、仙茅、鹿角胶（烊化）各 15 g，山茱萸、肉苁蓉各 12 g，
水蛭（研末吞服）5 g，甘草 10 g。

加减：阴虚火旺者，去鹿角胶、仙茅、淫羊藿，加知母
10 g、黄柏、龟板胶各 15 g，旱莲草、女贞子各 30 g；有湿热
者，去鹿角胶、淫羊藿、仙茅，加土茯苓、败酱草各 30 g；精
索静脉曲张者，加丹参 30 g，赤芍 12 g，三七末（分 2 次冲服）
10 g。

【适用病症】 精子活动力低下不育症。

【用药方法】 每天 1 剂，水煎 2 次，分早、晚服。4 周为
1 个疗程，治疗 1～3 个疗程。

【临床疗效】 此方加减治疗精子活动力低下不育症 168 例，配偶怀孕 61 例，临床治愈 82 例，有效 14 例，无效 11 例。总有效率为 93.4%。

【病案举例】 柯某，男，32 岁。结婚 3 年同居未育，女方经有关检查无异常。性生活正常，无其他慢性病史，不嗜烟酒。诊见：舌质稍淡、苔薄白，脉沉。精液常规检查：精子计数为 $3.2 \times 10^9/L$，精液量 3 mL，液化时间 27 分钟，精子活动率 0.17。西医诊断为精子活动力低下所致不育症。用活精种子汤加紫河车粉（吞服）15 g，治疗 4 周后，精液常规检查基本正常。继续治疗 3 周后，其妻已怀孕。

【验方来源】 何益新. 活精种子汤治疗精子活动力低下不育症 168 例临床观察 ［J］. 江西中医药，2003，34（9）：28.

按：活精种子汤以黄芪补气血，使其精血互生；菟丝子、枸杞子、桑椹、肉苁蓉、山茱萸滋阴补肾；鹿角胶为血肉有情之品，填精补肾；仙茅、淫羊藿温补肾阳，使其温而不燥；水蛭活血化瘀，与补益药为伍，祛瘀而不伤正，瘀去其精自活；甘草调和诸药。本方用于精子活动力低下的不育症有很好的疗效。

三子首乌归肾丸

【药物组成】 熟地黄、菟丝子各 30 g，女贞子、山药各 15 g，枸杞子、何首乌、桑寄生各 20 g，山茱萸、淫羊藿各 10 g。

加减：偏血瘀者，加三七 15 g，丹参 30 g；偏气虚者，加党参 15 g，黄芪 30 g；兼有生殖道炎症者，加蒲公英、忍冬藤各 30 g。

【适用病症】 男性免疫性不育症。临床表现为腰膝酸软，头晕耳鸣，烦热盗汗，失眠，舌淡红或稍红而干、少苔，脉细数或弦细。

【用药方法】　每天 1 剂，水煎 2 次，分早、晚服。3 个月为 1 个疗程，一般治疗 2 个疗程。

【临床疗效】　此方加减治疗男性免疫性不育症 46 例，治愈（配偶受孕）10 例，显效（配偶虽未受孕，但治疗 3 ~ 6 个月后，精子数量、精子活动力正常，抗精子抗体滴度下降 1/2）21 例，有效（抗精子抗体滴度下降 1/3）10 例，无效（治疗前后无明显改变）5 例。总有效率 89.13%。

【验方来源】　何燕萍，唐纯志，梁国珍. 归肾丸治疗男性免疫性不育症 46 例疗效观察［J］. 新中医，2002，34（12）：25.

按：对男性免疫性不育症的治疗，目前尚缺乏特效疗法。西医常用激素治疗、精子洗涤处理及对症消炎治疗等，其中激素治疗最大剂量冲击疗法副作用大，小剂量疗效不够满意，且停药后易出现反跳现象。中医学认为，男性免疫性不育症患者多有肾虚存在，治以滋肾阴、补肾阳为主。三子首乌归肾丸中的熟地黄、枸杞子、何首乌、桑寄生滋肾养血；山茱萸、山药补肾益精；菟丝子、女贞子、淫羊藿补肾益气。诸药合用，补而不燥，滋肾阴、补肾阳，使机体阴阳平衡而改善机体的免疫功能，并有降低对精子抗原的免疫反应，抑制抗精子抗体产生的作用，用于治疗本病可取得较好的疗效。

清湿解凝汤

【药物组成】　龙胆草 3 g，黄连 2 g，茯苓、女贞子、菟丝子、牡丹皮、苍术、人参、鹿茸各 10 g，益元散（滑石、甘草）15 g。

【适用病症】　男性免疫性不育症。临床表现为性生活正常，未避孕而 2 年以上未育，精液抗精子抗体检测呈阳性。

【用药方法】 每天 1 剂，水煎 2 次，分早、晚服。3 个月为 1 个疗程。

【临床疗效】 此方治疗男性免疫性不育症 151 例，痊愈（用药 3～6 个月精液抗精子抗体转阴，且配偶 1 年内受孕）34 例，有效（用药 3～6 个月精液抗精子抗体转阴，配偶 1 年内未受孕）33 例，无效（未达以上标准）84 例。

【验方来源】 吴锁林. 清湿解凝汤治疗男性免疫性不育症 151 例［J］. 江苏中医，2000，21（6）：27.

按：免疫性不育是男性不育症的原因之一。本病属中医学不育、无子范畴。其病机多由肝肾阴虚，湿热内蕴，气血不和，血精阻塞所致。清湿解凝汤中的龙胆草、茯苓、益元散（滑石、甘草）、黄连清利湿热；女贞子、菟丝子补肾填精；牡丹皮活血凉血；苍术健脾燥湿；人参、鹿茸补肾助阳，以冀阴阳双补。诸药合用，益肾清利活血而达抑制抗精子抗体产生、促进受孕的目的。

消 抗 方

【药物组成】 生地黄、赤芍、牡丹皮、丹参、土茯苓、白蒺藜、蝉蜕、黄芪、防风、白术。（原方无药量）

加减：兼肝胆湿热者，合龙胆泻肝汤；兼下焦湿热者，合萆薢分清饮加减；肾阳虚者，合补肾益精方；肾阳虚者，合知柏地黄丸；脾虚者，合参苓白术散；气滞血瘀者，合活血祛瘀汤；过敏体质者，合消风散；精液 pH 偏高者，加乌梅、白芍、五味子；易感冒者，合补中益气汤。

【适用病症】 免疫性不育症。检查血清抗精子抗体阳性，或精液常规检查有异常。部分患者有前列腺炎症反应。

【用药方法】　每天1剂，水煎服。

【临床疗效】　此方加减治疗免疫性不育症20例，痊愈（配偶已怀孕或复查血清抗精子抗体转阴）17例（其中配偶已孕者12例），有效（血清抗精子抗体滴度降低）2例，无效（治疗前后抗精子抗体无变化）1例。

【病案举例】　张某，男，32岁。患者结婚8年未育，夫妇同居，性生活正常。精液常规检查：精液量3 mL，色灰白，pH 7.2，液化时间>1小时，活动率0.30，活动力差（Ⅰ～Ⅱ级），畸形率0.65，精子计数$18.6×10^9$/L。前列腺液常规检查：卵磷脂小体（＋＋），白细胞（＋＋），脓细胞（＋），血清抗精子抗体阳性。配偶各项检查均正常，月经周期规则，基础体温呈双相。诊见：患者素体壮健，但尿黄尿急，时余沥不尽，尿末带有黏液，舌质稍红、苔黄厚腻，脉弦滑。证属湿热内蕴，热灼精道，精道受损，热毒内侵，客于营血，血瘀互结，扰于精室。治宜清利下焦湿热，活血祛瘀，清热解毒。方用消抗方合萆薢分清饮加减。处方：生地黄、土茯苓、薏苡仁、滑石、败酱草各15 g，赤芍、牡丹皮、丹参、白蒺藜、车前子、蒲公英、王不留行各12 g，蝉蜕、防风、萆薢、黄柏、木通各10 g。治疗3个月后，精液常规复查：精液量3.5 mL，色灰白，pH 7.8，液化时间<30分钟，活动力良好，畸形0.40。前列腺液常规：卵磷脂小体（＋＋＋），白细胞（＋），血清抗精子抗体阴性。尿频、尿急、尿后余沥诸症状皆除。仍宗上方续治疗一个半月，其妻已怀孕，后足月顺产。

【验方来源】　罗建辉.消抗方加减治疗免疫性不育症20例观察［J］.新中医，1997，29（2）：41.

按：免疫性不育症的病位首在肝肾，次在肺脾，病因之本为体虚，病因之标为损伤或感染，病机为下焦湿热侵袭，湿热内蕴并灼伤精道，热毒内侵，客于营血。湿热与血瘀互结扰乱精室而为不育症。用中药消抗方结合辨证或对症治疗，或标本兼治，故收到较好的疗效。

理精消抗汤

【药物组成】 丹参、黄芪各 15 g，桃仁、当归、川牛膝、柴胡、淫羊藿各 10 g，牡蛎（先煎）30 g，甘草 5 g。

加减：湿热下注型，伴见尿急尿痛、小便黄赤、阴部湿痒、舌质红、苔黄、脉清数或弦数者，加黄柏、车前子各 10 g，白花蛇舌草 30 g，萆薢 15 g；精索静脉曲张，阴囊坠胀，气滞血瘀甚者，加莪术、王不留行各 10 g，荔枝核 15 g；性欲减退、精少阳痿、肾虚精亏者，加菟丝子、枸杞子各 10 g，熟地黄 12 g，蜈蚣 2 条。

【适用病症】 男性免疫性不育症。

【用药方法】 每天 1 剂，水煎 2 次，分早、晚服。6 周为 1 个疗程，1 个疗程后抗精子抗体仍未阴转者，再继续治疗 1 个疗程，最多治疗 2 个疗程。

【临床疗效】 此方加减治疗男性免疫性不育症，可取得较好的疗效。

【验方来源】 李其信，戚广崇，阚钦林，等. 理精消抗汤治疗男性免疫性不育症的临床研究 [J]. 江苏中医药，2003，24（7）：13.

按： 免疫性不育症的病因病机主要与生殖道炎症、任何原因导致的睾丸损伤及输精管梗阻等因素有关。中医学认为，气滞血瘀、湿热内蕴为其主要病机，导致气血不和，脉络瘀阻，又可加重气滞血瘀和湿热内蕴。而精血同源，气血不和，脉络瘀阻，则精血化生障碍，生殖功能失常，乃至不育。治以理气活血、化瘀通精为主，使腐去新生，气血流通，则抗精子抗体可消，不育症遂愈。但根据"虚则补之"的治则，在遣方用药时勿忘益肾强精。理精消抗汤方的丹参、桃仁、当归、川牛膝，既可活血化瘀，疏通脉络，又能养血濡精，使瘀血去，新血生。现代药理研究证明，活血祛瘀药可促进血液循环，特别是微循环，抑制病原体及炎症反应，调节免疫功能。柴胡疏肝理气，黄芪益气补虚，二者相合，既能理气和血，又可益气行血；牡蛎软坚散结，固阴强精；淫羊藿补肾壮阳，不仅对垂体－性腺系统的功能具有促进作用，而且具有免疫调节功能；枸杞子滋阴益肾。此外，黄柏、白花蛇舌草、萆薢、车前子等清热解毒利湿，有较强的抗菌消炎作用，还能抑制异常的免疫反应；甘草调和诸药，且具肾上腺皮质激素样作用，能抑制炎症反应及免疫抑制作用。诸药合用，共奏理气活血、养血益肾、通精消抗之功效，用于治疗男性免疫性不育症，可取得满意的疗效。

熟地三子扶正祛邪汤

【药物组成】 熟地黄、山茱萸、女贞子、菟丝子、黄柏各15 g，山药20 g，何首乌、皂角刺、覆盆子各12 g，丹参、赤芍各10 g，红花6 g。

【适用病症】 男性免疫性（抗精子抗体阳性）不育症。

【用药方法】 每天1剂，水煎2次，分早、晚服。30天为1个疗程，一般治疗2~3个疗程。

【临床疗效】 此方治疗男性免疫性（抗精子抗体阳性）不育症27例，痊愈（抗精子抗体转阴，配偶怀孕）5例，显效（抗精子抗体转阴，精液检查精子活动率、精子活动力、精子形态等均有明显改善）14例，有效（抗精子抗体滴度有明显下降，自觉症状消失）5例，无效（抗精子抗体滴度无改变）3例。总有效率88.9%。

【验方来源】 韩兰英，欧汝强，郑厚斌，等. 扶正祛邪法治疗男性抗精子抗体阳性不育症 27 例疗效观察［J］. 新中医，2002，34（12）：23.

按：抗精子抗体的产生在男性为自身免疫反应，可导致免疫性不孕。中医药治疗本病通过整体性的调节作用，既可提高机体免疫稳定功能，又可清除有害的免疫产物。中医学认为，免疫性功能紊乱是一种正虚邪实的表现，虚在脾肾，邪为湿、热、瘀。脾肾与免疫功能关系密切，通过补益脾肾，能扶持正气，调动机体抗病能力，提高免疫力，增强稳定性。熟地三子扶正祛邪汤中重用补肾健脾之熟地黄、山药、山茱萸、菟丝子、覆盆子等扶正固本，通过调节下丘脑－脑垂体－性腺轴的功能而增强睾丸的生精功能，并通过促进微循环来消除覆盖在精子膜上的抗体，从而达到治疗免疫性不育的目的；用黄柏等清热燥湿，何首乌补益精血，丹参、赤芍、红花、皂角刺等活血化瘀，提高人体淋巴细胞的转化率，增强细胞免疫功能，消除脉道阻滞。诸药合用，可使炎症消退，恢复睾丸生精功能，同时减少精子与免疫系统的接触，并稳定免疫功能，促使精子抗体转阴，有效地提高精子的活动力和质量，达到邪去正复、阴阳调和的作用。

赤参归皮二子汤

【药物组成】 赤芍、丹参各 15 g，当归、牡丹皮各 8 g，桃仁、黄柏、车前子各 10 g，栀子 6 g。

加减：湿热重者，加滑石、龙胆草；血瘀明显者，加三棱、炮穿山甲（代）；气虚者，加黄芪、党参；肾虚者，加淫羊藿、杜仲、山茱萸。

【适用病症】 慢性前列腺炎致不育症。临床表现为排尿异常，尿频、尿急、会阴、肛门坠痛，时有胀痛不适感，牵连耻骨、腹股沟、会阴、睾丸、腰部、骶尾部酸痛，性功能紊乱，阴茎异常勃起，遗精，早泄，阳痿，可伴有神疲乏力、夜寐多梦，记忆力减退，夫妇同居不育且配偶生殖功能检查正常。直肠指检：前列腺大小正常，表面不平或不对称，也有不同程度肿大，可触及不规则炎性硬结、压痛；前列腺液镜示：白细胞 >10个/高倍视野，卵磷脂小体减少或消失；精液常规检查示：精液改变，精子活动力差，畸形精子增加。

【用药方法】 每天 1 剂，水煎 2 次，分早、晚服。20 天为 1 个疗程。服药期间禁烟酒、辛辣等刺激之品。并配合灌肠方（药用：蒲公英、红藤、野菊花各 30 g，败酱草、桃仁、路路通、王不留行各 15 g，莪术 18 g），水煎取药液 100～150 mL，温热保留灌肠。保留时间 2～3 小时，每天 1 次。另将灌肠方药渣加食醋 30 g，放铁锅内炒热后用纱布包裹趁热外敷下腹部，上面可加热水袋保温，温度维持在 40℃ 左右为宜，每晚 1 次，每次约 20 分钟。治疗 20 天为 1 个疗程，一般治疗 2～4 疗程。

【临床疗效】 此方加减治疗慢性前列腺炎致不育症 63 例，痊愈（临床症状消失，直肠指检前列腺无异常，前列腺液镜检 3 次正常，随访 1 年无复发，配偶受孕）35 例，有效（临床症状消失或好转，前列腺液镜检白细胞 <10 个/高倍视野，卵磷脂小体提高率 >1%，但未达到正常标准，配偶未受孕）26 例，无效（临床症状、体征及实验室检查均无改善）2 例。总有效率为 98.2%。

【病案举例】 陈某，男，32 岁。结婚 5 年未育，伴有前列腺炎病史 3 年，配偶生殖功能检查正常。患者曾在某医院检查精液常规：精液量 2 mL，精子数 38×10⁹/L，活动率 0.30，白细胞 20～30 个/高倍视野；前列腺液镜示：白细胞及脓细胞多量，卵磷脂小体减少。西医诊断为慢性前列腺炎。曾服用西药治疗症状未见明显好转。诊见：患者平素常房事不节，常感疲劳乏力，近3个月来尿道不适，排尿不畅且有未净感，尿频、尿急，小便色赤，小腹作胀微痛，伴腰酸，性欲减退，夜寐多梦，记忆力差，舌红、苔黄腻，脉弦滑。西医诊断为慢性前列腺炎急性发作，不育症。中医辨证属湿热蕴结，瘀血阻滞。治以清热利湿，活血化瘀。方用赤参归皮二子汤加滑石20 g，龙胆草10 g。配合灌肠方保留灌肠、外敷。治疗3个疗程后，自觉症状消失，直肠指检：前列腺无压痛，前列腺液镜检连续3次正常。其妻于2个月后停经，经检查证实为妊娠。

【验方来源】　蔡沙眈. 综合疗法治疗慢性前列腺炎致不育症63例［J］. 新中医，2003，35（9）：47.

按：慢性前列腺炎致不育症属中医学淋浊、精浊、白淫等病范畴。其病机有湿、热、瘀、虚等，临床常见证型却相互兼杂，复杂多变。本病多发生于青壮年，身体旺盛之际，因一时过劳，邪毒外侵，或正气受损，以致外邪郁结于里，但初起总以实证居多，湿热瘀阻，互为胶结者多见。引起不育症是由于炎症影响，特别是炎性产物、细菌毒素导致组织充血、出血和水肿，改变局部内环境，造成精液黏稠度、酸碱度等改变，从而影响精子活动力，甚至直接杀伤或损害精子造成不育症。治以活血化瘀、清热利湿解毒为主，并随辨证加减。但由于本病的病位较深，单纯以口服药不易奏效，且服药时间长，有胃肠刺激等副作用，因而配合外治法。灌肠方通过直肠黏膜渗透、吸收，直接渗透于病变部位，发挥治疗作用；外敷取其能加强疏通气血、活血化瘀的作用。因此，内外合治，具有缩短疗程、提高疗效、副作用小等优点。

抗支原体液化汤

【药物组成】　黄柏、萹蓄、土茯苓、败酱草、蒲公英、紫花地丁各 20 g，车前子、泽泻、赤芍、炮穿山甲（代）各 15 g，黄芪、淫羊藿、巴戟天、肉苁蓉、菟丝子各 30 g。

【适用病症】　支原体感染男性不育症。

【用药方法】　每天 1 剂，水煎，取药液 400 mL，早、晚各服 200 mL。连服 15 天为 1 个疗程。并配合口服西药多西环素片 100 mg，每天 2 次，连服 5 天为 1 个疗程。

【临床疗效】　此方治疗支原体感染男性不育症 30 例，显效（临床症状消失，前列腺液支原体培养阴性，前列腺液镜检白细胞 <6 个/高倍视野，卵磷脂小体达 0.75 以上，精液检查：精液排出 30 分钟内液化良好，精子计数达 60×10^9/L，精子活动率 75%，或女方怀孕）18 例（其中女方已妊娠 16 例），有效（临床症状消失，前列腺液支原体培养阴性，前列腺液镜检白细胞 >10 个/高倍视野，卵磷脂小体达 0.50，精液检查：精液排出 30 分钟部分液化，精子计数比治疗前增加 1 倍，但未全部正常）11 例，无效（经 3 ~ 5 个疗程治疗无改善）1 例。总有效率 96.67%。

【验方来源】　李学爽，向建敏，蒋文弘. 中西医结合治疗支原体感染男性不育疗效观察［J］. 新中医，2000，32（8）：32.

按：支原体是非淋病性尿道炎常见的主要病原体，在侵袭尿道黏膜和尿道腺体的基础上，蔓延继发前列腺炎，导致精液不液化，从而引起不育症。中医学认为，本病的病因病机主要是忽视阴部卫生，或房事不洁，感染湿热邪毒，循经下注，蕴结精室，降低生殖能力。治以清热解毒、祛瘀排浊为主，消除炎症，改善精室内环境，改善精液质量。抗支原体液化汤中的黄柏、萹蓄、土茯苓、败酱草、蒲公英、紫花地丁、车前子、泽泻清热解毒，利湿化浊逐邪，此类清热解毒及利湿药具有广谱抗菌作用，能有效地杀灭病原微生物；黄芪益气托毒排脓，能刺激网状内皮系统，增强吞噬细胞的吞噬功能，提高机体免疫能力；赤芍、炮穿山甲（代）活血祛瘀，改善精室炎性梗阻，促进炎性分泌排出；淫羊藿、巴戟天、肉苁蓉、菟丝子补肾壮阳，鼓动肾气，促进精液分泌，提高生精能力，增强精子活动力。现代药理研究认为淫羊藿等具有性激素样作用，可促进精液分泌，提高生精功能。诸药合用，具有清热解毒、利湿化浊、益气活血、补肾壮阳之功效，用于治疗支原体感染男性不育症有良好疗效。

清 精 汤

【药物组成】 败酱草、白花蛇舌草各 20 g，蒲公英、紫花地丁、车前子、黄柏、丹参、萆薢、泽泻各 15 g，竹叶 10 g，甘草 6 g。

【适用病症】 支原体、衣原体感染所致不育症。

【用药方法】 每天 1 剂，水煎服。5 天为 1 个疗程。另口服阿奇霉素片 0.5 g（首次剂量加倍），每天 1 次，5 天为 1 个疗程。支原体、衣原体未转阴者继续予第 2、第 3 个疗程治疗。支原体、衣原体复查转阴后，口服制剂七子二仙丹（仙茅、淫羊藿、菟丝子、枸杞子、车前子、覆盆子、韭菜子、桑椹子、五味子等），每次 10 g，每天 3 次。1 个月为 1 个疗程，连服 2 ~ 3 个疗程。

【临床疗效】 此方配合西药及七子二仙丹治疗支原体、衣原体感染所致不育症 72 例，其中支原体、衣原体感染经1 ~ 3 个疗程治疗，支原体感染 38 例中 36 例转阴，2 例未转阴；衣原体感染 24 例中，23 例转阴，1 例未转阴；支原体、衣原体同时感染 10 例中，8 例转阴，2 例有 1 项转阴。转阴率为 93%。精液常规检查 3 项（精子计数、精子活动率、液化时间）完全正常41 例，3 项均有改善但有 1 项未正常 3 例，3 项中仅单项有改善

23 例，3 项均无改善 5 例。精液常规恢复正常的病例中，22 例随访半年，受孕 6 例。

【验方来源】　黄清春，王俊杰．中西医结合治疗支原体、衣原体感染所致不育症 72 例［J］．安徽中医学院学报，2000，19（5）：19.

按：支原体感染可引起前列腺炎、尿道炎等，可出现精子活动力降低，精子形态改变，甚至因局部抗体产生，精子头侧位偏移减少而致精子穿透卵子能力降低。衣原体感染多引起附睾炎症，造成精液成分的改变，使精液液化不良，影响精子活动力而致不育。清精汤以清热利湿为主，明显改善症状。而西药阿奇霉素对支原体、衣原体较为敏感，故应用阿奇霉素、清精汤意在杀死病原体，改善精液液化时间和精子活动力，配合七子二仙丹生精补肾，提高了精子的活动率和数量，达到标本兼治、提高疗效的目的。

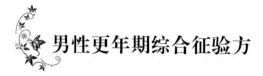

男性更年期综合征验方

六味地黄汤加味方

【药物组成】　熟地黄 40 g，山茱萸、山药各 20 g，牡丹皮、泽泻、茯苓各 15 g。

加减：阳虚者，加熟附子、桂枝各 15 g；阴虚火旺明显者，加旱莲草、女贞子各 15 g，知母、黄柏各 10 g；气虚者，加党参、黄芪、白术各 10 g；血虚者，加当归、黄精、何首乌各 15 g；头晕头痛者，加菊花、枸杞子、牛膝各 10 g；心悸失眠者，加麦冬、五味子、酸枣仁、夜交藤各 10 g，龙齿 20 g；记忆力下降者，加益智仁、五味子、远志各 10 g；性欲减退、阳痿者，加淫羊藿、巴戟天、菟丝子各 10 g；猜疑、忧虑者，加素馨花、郁金、石菖蒲各 10 g；易怒者，加柴胡、白芍、淡竹叶各 10 g。

【适用病症】　男性更年期综合征。临床表现为精神不振，头晕头痛，心悸失眠，潮热多汗，记忆力下降，情绪不稳定，性格变异，多愁善感，猜疑、忧虑、易怒，阳痿或性欲减退。检查血清睾酮可低于正常。

【用药方法】　每天 1 剂，水煎服。30 天为 1 个疗程，治疗 2 个疗程。治疗过程中并给予心理辅导，以排解心理障碍。

【临床疗效】　此方加减治疗男性更年期综合征 124 例，治愈（临床症状消失，精神状态及性功能均恢复正常，血清睾酮水平恢复正常）35 例，好转（临床症状减轻或部分消失，精神状态好转，性功能基本正常，血清睾酮水平有所升高）67 例，无效（经 2 个疗程治疗后症状及血清睾酮水平改善不明显，性功能未恢复）22 例。总有效率 82.8%。

【病案举例】 李某，男，58 岁。近半年因工作调动而逐渐出现精神不振，头晕，失眠，忧虑多疑，脾气倔强，记忆力下降，潮热多汗，阳痿。检查：血清睾酮 2.5nmol/L。以往无其他特殊病史。西医诊断：男性更年期综合征。曾服西药谷维素、多种维生素、镇静剂及雄性激素治疗无效。诊见：舌尖边红、苔微黄，脉细数。中医诊断：阳痿。证属肝肾阴虚，肝气郁结。治以益肾养肝，舒肝开郁。方用六味地黄汤加味方加枸杞子、旱莲草、女贞子各 15 g，菊花、柴胡、酸枣仁各 10 g，素馨花 5 g。并给予心理辅导。服药 10 剂，已能入睡，精神转佳，头晕减轻，忧虑多疑缓解。仍用上方去菊花、柴胡、素馨花，加淫羊藿、菟丝子各 15 g。连服 20 剂，临床诸症状消失，阳痿好转。复查血清睾酮已在正常水平。嘱继服六味地黄丸以巩固善后。

【验方来源】 陈庆钦，张耀泉. 六味地黄汤治疗男性更年期综合征 124 例疗效观察［J］. 新中医，1998，30（4）：17.

按：男性更年期综合征，是因男性到了更年期，由于机体的新陈代谢功能、内分泌功能退行性改变，血清睾酮水平下降，加上社会、家庭等诸多因素所致的心理变化，从而引起机体一系列生理平衡失调和精神神经症状。中医学认为，由于更年期肾气日衰，天癸将竭，肝阴亏损，脾失健运，心肾不交，脑失所养，从而出现阴阳平衡失调，脏腑功能紊乱的一系列症状。根据"阴平阳秘，精神乃治"的原则，立滋养肝肾，平调阴阳方法，选用六味地黄汤，结合临床辨证加减运用，标本兼顾，达到补益肝肾、平调阴阳的目的，故选用六味地黄汤加味方对男性更年期综合征有较好的治疗作用。由于本病的发生与心理障碍有重要的关联，因而正确的心理辅导治疗可以减轻病情，加速痊愈，减少复发。

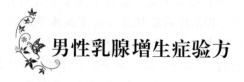

男性乳腺增生症验方

疏肝散结汤

【药物组成】 青皮、陈皮、浙贝母、白芥子、延胡索各 12 g，郁金 10 g，制香附、炮穿山甲（代）、海藻、醋炒柴胡、橘核各 15 g。

加减：肿胀疼痛、质硬拒按者，加紫花地丁、乳香、没药；腹胀、纳差者，加焦三仙、鸡内金；气短乏力者，加黄芪、党参；心烦口渴者，加知母、麦冬、栀子；痰盛者，加瓜蒌皮、制半夏；心悸失眠者，加酸枣仁、柏子仁。

【适用病症】 男性乳腺增生症。临床表现为单侧或双侧乳房扪及肿块，并伴有不同程度的疼痛及纳差、腹胀等症状。

【用药方法】 每天 1 剂，水煎 2 次，分早、晚温服。连服 10 天为 1 个疗程。

【临床疗效】 此方加减治疗男性乳腺增生症 36 例，治愈（乳房肿块完全消失，无红肿及压痛，伴随症状均消失）20 例，好转（乳房肿块较前明显变小，但未消失，偶感病灶轻微发胀，其他伴随症状已明显减轻）14 例，无效（乳房肿块如治疗前，仍伴有纳差、腹胀、疼痛）2 例。总有效率 94.4%。

【病案举例】 谭某，男，18 岁。1 个月前洗澡时自觉左侧乳房轻微发胀，未予重视。近 1 周来乳房胀痛不适，伴气短乏力、纳差腹胀、心烦喜呕、寐差多梦，舌淡胖、苔薄腻，脉弦滑。检查：左侧乳房红肿，可扪及 2 枚较大的结节样肿块、质地较硬、活动度可、有压痛。西医诊断：乳腺增生症。中医诊断：乳癖。证属痰凝经脉，肝胃失和。治当疏肝理气和胃，化痰散结止痛。方用疏肝散结汤加王不留行、瓜蒌各 15 g，酸枣仁 20 g。连服 7 剂，乳房肿块基本消失，胀痛减轻，精神好转，食欲增强，腹胀消失，睡眠渐佳。继服原方 3 剂巩固治疗，诸症状消失。

【验方来源】 姚名. 疏肝散结法治疗男性乳腺增生症 36 例 [J]. 中医杂志，2000，41（10）：632.

按： 乳腺增生症多见于女性而男性较少，属中医学乳癖范畴。临床表现为乳房胀痛，可扪及数枚结节状或片状增生。中医学认为，本病多与肝、胃等经脉有关，若过度劳累易损伤脾胃，则痰湿内生，阻于肝胃二经。肝主疏泄，调畅气机，痰阻于肝，则肝失疏泄而致气机不畅、郁结，出现两乳胀痛、心烦不适等。疏肝散结汤中以青皮、陈皮、郁金、制香附、醋炒柴胡、延胡索疏肝解郁，理气止痛；橘核、浙贝母、瓜蒌皮、海藻、白芥子理气化痰，软坚散结；炮穿山甲（代）活血通脉；酸枣仁养心安神。诸药配伍，共奏疏肝和胃、理气止痛、化痰散结之功，用于治疗男性乳腺增生症，疗效颇佳。

疏肝益肾汤

【药物组成】 柴胡、当归、枸杞子、淫羊藿、白术、法半夏、浙贝母、丹参各 10 g，牡蛎（先煎）30 g，炒白芍 6 g，陈皮 5 g，甘草 4 g。

加减：乳房伴有刺痛或胀痛者，加香附、延胡索；肿块质地较硬者，加三棱、莪术；肝郁化火者，加夏枯草；肾阴虚者，加女贞子；肾阳虚者，加鹿角片。

【适用病症】 男性乳房异常发育症。临床表现为乳房增大，乳晕部有肿块，时有刺痛或胀痛不适。

【用药方法】 每天 1 剂，水煎分服。

【临床疗效】 此方加减治疗男性乳房异常发育症 32 例，治愈（乳晕部肿块完全消失，临床症状消失）24 例，显效（乳晕部肿块明显缩小，临床症状消失）6 例，好转（乳晕部肿块缩小，临床症状改善）2 例。总有效率 100%。

【病案举例】 徐某，男，42 岁，已婚。1 年前发现两侧乳房增大，经检查无甲亢、肝炎及睾丸疾病，无外源性雌激素及药物史。诊见：情志忧郁，乳房时有刺痛，性欲淡漠，神疲乏力，腰膝酸软，舌质淡、苔薄白，脉细。乳房检查：双侧乳房不对称隆起，左侧乳房的乳晕下触及扁圆形肿块，直径 1.8 cm；右侧乳房的乳晕下触及扁圆形肿块，直径 1.6 cm，但双侧乳头仍呈男性型。按之微痛，肿块质地偏硬、可移动。证属肝郁气滞，肾阳虚衰。治以疏肝行气，温补肾阳。方用疏肝益肾汤加鹿角片（先煎）10 g。连服 15 剂后，双侧乳房肿块缩小，症状明显改善。将原方中的淫羊藿剂量改为 12 g，再服 20 天，双侧乳房肿块消失，余症状悉除。随访 2 年未见复发。

【验方来源】 翁保祥. 疏肝益肾汤治疗男性乳房异常发育症 32 例［J］. 江苏中医药，2003，24（3）：22.

按：男性乳房异常发育症多见于中老年患者，与体内雌激素和雄激素两者比例失调或相对过高及乳腺组织对雌激素敏感有关。本病属中医学男子乳疬范畴，病机为肝郁气滞，肝肾精虚，痰气交阻结于乳中。治以疏肝补肾为主，辅以化痰散结。疏肝益肾汤中的柴胡疏肝解郁，调畅气机；当归、炒白芍养血柔肝以养肝体；白术培补脾胃以培生化之源；淫羊藿补养肾阳，散结缓中，通行气血。佐以枸杞子、丹参养血滋阴，使阳得阴助，且使阳气柔和免于燥烈之弊；枸杞子补肾益精与淫羊藿温壮肾阳并重，平补阴阳。陈皮、法半夏、浙贝母、牡蛎理气化痰，软坚散结。诸药合用，疏肝行气，养血柔肝，补益肾精，化痰散结，调和阴阳，用于治疗男性乳房异常发育症，疗效良好。

乳房清消汤

【药物组成】　柴胡 12 ~ 18 g，当归、赤芍、白芍、夏枯草各 15 ~ 20 g，茯苓、猫爪草各 20 ~ 30 g，白术、法半夏各 15 ~ 18 g，女贞子 30 g，枸杞子 18 g，丹参 15 ~ 30 g。

加减：胁肋胀甚者，加青皮、陈皮、延胡索、郁金；乳核大且硬者，加三棱、莪术、浙贝母、炮穿山甲（代）；乳房胀痛甚者，加瓜蒌、生麦芽、川楝子；阴虚明显者，加生地黄、玄参；阳虚明显者，加仙茅、淫羊藿、肉苁蓉。

【适用病症】　男性乳房发育症。

【用药方法】　每天 1 剂，水煎服。

【临床疗效】　此方加减治疗男性乳房发育症 11 例，治愈（临床症状及体征消失，如乳房胀大隆起及乳核消失，乳房胀疼不适症状消除）7 例，好转（临床症状消失，乳房增大隆起及乳核明显缩小、变软）3 例，无效（治疗前后临床症状及体征变化不明显）1 例。

【病案举例】　夏某，男，73 岁。4 个月前偶感两乳头部位有针刺样跳痛，未曾介意。尔后两乳房憋胀且有增大感，因患者形体较胖大，自认为乳房中脂肪沉积所致，仍未介意。1 个月前洗澡时，发现两乳胀大如同女性乳房，到医院就诊诊断为男性乳房发育症。虽经肌内注射睾丸素，口服维生素 E、男宝等药物治疗 20 余天，效果不理想。诊见：两乳房隆起增大如丘，右侧为甚，直径约 10 cm，两乳头部分分别有硬核如枣大小，自感两乳房偶有胀憋不适感，且时有痒痛感但不可重按。中医诊断为乳疬病。投以乳房清消汤加三棱、浙贝母、淫羊藿。服药 6 剂后，自

253

感乳核痒痛大减，乳核由大变小、变软，两乳增大隆起有所减轻。上方加减继服20余剂后乳房已软平如常，乳核消失。后以逍遥丸、六味地黄丸巩固治疗半个月，病愈。

【验方来源】 曾平安.男性乳房发育症治验［J］.河南中医，1996，16（4）：236.

按：男性乳房发育症属于中医学痰核、乳疬范畴。现代医学认为，本病的病因多与内分泌紊乱——暂时男性激素缺乏有关。中医学认为，本病的发生与肝肾两虚、痰凝气结、血瘀气滞等有关。乳疬清消汤中的枸杞子、女贞子、当归、白芍补益肝肾不足，养血柔肝；丹参、赤芍养血活血，化瘀消肿止痛；法半夏、白术、茯苓、柴胡健脾燥湿，理气化痰；夏枯草、猫爪草加强化痰散结消核之功。诸药合用，共奏补益肝肾、养血柔肝、理气化痰、散结消核之功效。

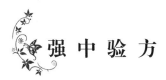

强中验方

泻肝滋肾汤

【药物组成】 龙胆草 20 g，白芍、山药、山茱萸、生地黄、熟地黄各 15 g，泽泻、柴胡、知母、黄柏各 10 g，磁石（先煎）30 g，王不留行、炙甘草各 12 g。

加减：阴虚较甚者，加沙参、枸杞子；肝火偏盛者，加黄芩、栀子；血瘀明显者，加桃仁、炮穿山甲（代）；痛甚者，加延胡索、荔枝核；湿重者，加木通、滑石；肝郁明显者，加香附、川楝子。

【适用病症】 强中。临床表现为阴茎异常勃起。

【用药方法】 每天 1 剂，水煎 2 次，分早、晚服。症状消失后，酌情服用知柏地黄丸，每次 1 丸，每天 2 次。

【临床疗效】 此方加减治疗强中 8 例，全部治愈（临床症状消失，随访 1 年无复发）。

【病案举例】 佟某，男，35 岁。患者于 3 个月前，无诱因出现阴茎自行勃起，坚硬异常，历时 3～4 小时阳强不倒，甚则延至晨起，并无性高潮出现，直至疲惫而罢。伴少腹、睾丸胀满不适，烦躁易怒，失眠少寐，腰酸腿软。曾服男宝、金匮肾气丸、六味地黄丸等无效。诊见：形体消瘦，精神欠佳，舌红、苔黄腻，脉细弦。平素嗜烟酒。婚前 5 年有手淫史。各种检查均正常，未发现器质性病变。中医辨证属肝经火盛，肾阴亏虚，兼有湿浊。治宜标本兼治，清肝泻火除湿，滋阴补肾缓急。方用泻肝滋肾汤加黄芪、栀子、枸杞子各 10 g。服 5 剂后，阴茎勃起持续时间与发作次数明显减少，其余症状基本消失。效不更方，续服 6 剂，诸症状悉除，恢复正常。后服知柏地黄丸连续 10 天，并嘱其控制烟酒及辛辣刺激性食品，随访数年未复发。

【验方来源】 潘秉余，张红红. 泻肝滋肾汤治疗强中 8 例 [J]. 新中医，1999，31（8）：44.

按：强中，即现代医学的阴茎异常勃起，多因神经功能障碍所致。中医学认为，本病与肝肾关系密切。肝主疏泄、主筋，足厥阴肝经络阴器，阴茎为宗筋之会。若肝经郁火，火灼宗筋，致筋拘急。或湿热闭阻宗筋脉道，脉络郁阻，致阴茎强硬不衰。而肾开窍于二阴，主精、司生殖。若恣情纵欲，肾阴耗伤，阴虚火旺，相火妄动也可致茎体不萎。泻肝滋肾汤中以龙胆草、黄柏清肝泻火除湿；生地黄、熟地黄配山药、山茱萸补肾滋阴；知母、黄柏、泽泻泻相火；王不留行通络活血；白芍、炙甘草缓急；磁石平肝潜阳、镇静安神；柴胡疏肝行气解郁；炙甘草调和诸药。全方共奏清肝泻火祛湿、滋阴补肾缓急之功。根据虚实偏重，适当增减方中龙胆草与生地黄、熟地黄的用量。服药期间宜调情志，忌食辛辣，戒烟酒，节房事。症状消失后可取知柏地黄丸调理以巩固疗效。